U0338031

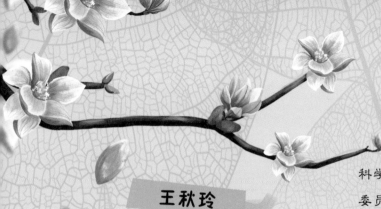

王秋玲

王秋玲，北京中医药大学博士，北京协和医学院博士后。现任中国医学科学院药用植物研究所副研究员，兼任中国野生植物保护协会药用植物保育委员会副秘书长。主要从事药用植物遗传资源可持续利用技术研究，负责建成我国迁地保护药用植物遗传资源信息平台。发表论文30余篇，出版科普图书2部[《本草纲目——少儿彩绘版》（获浔省部级奖励2项）和《中国地理里的植物学》]，参编论著2部(任副主编)。

连天赐

连天赐，北京中医药大学中药学硕士。现任中国医学科学院药用植物研究所北京药用植物园科普部部长。专业从事中草药文化内涵挖掘，以及中医药文化公众教育课程的研发工作。

姜妍蕾

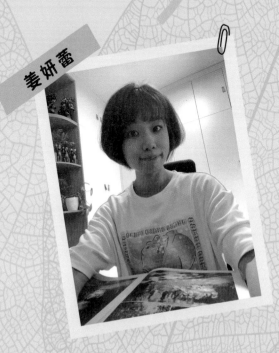

姜妍蕾，自由插画师。从事插画行业6年，目前与多家出版社、工作室长期合作，有ACAA中国数字艺术师证书。

参与《列那狐的故事》《猫姑娘》《雪孩子》等图书的封面及部分内页，《妈妈娃娃》杂志内页、《成长教育科普绘本》系列图书等的绘制工作。

中药文化传承系列

葛根

临摹本

姜妍蕾 绘

临摹本使用方法

1. 分析范画

需要先观察分析所选的范画，研究作品的主题表达及具体的构图、结构、比例、明暗、色调关系等，千万不能拿起笔就画，要在理解和熟知画面之后再开始临摹工作。

2. 工具准备

临习者需要在选择好临摹范本后，依据作品准备好所需的工具、材料等，建议初学者使用铅笔临摹。

3. 技法步骤

（1）构图可参照范画，进行画面的整体区域设定及构图安排。

（2）勾画出物体的大体轮廓。先从画面的主体物或重要的形象开始，注意事物之间的大小、比例、透视等关系，逐步展开。

（3）最后参照《生根》绘本，深入刻画物体的造型、明暗调子、色彩关系等。

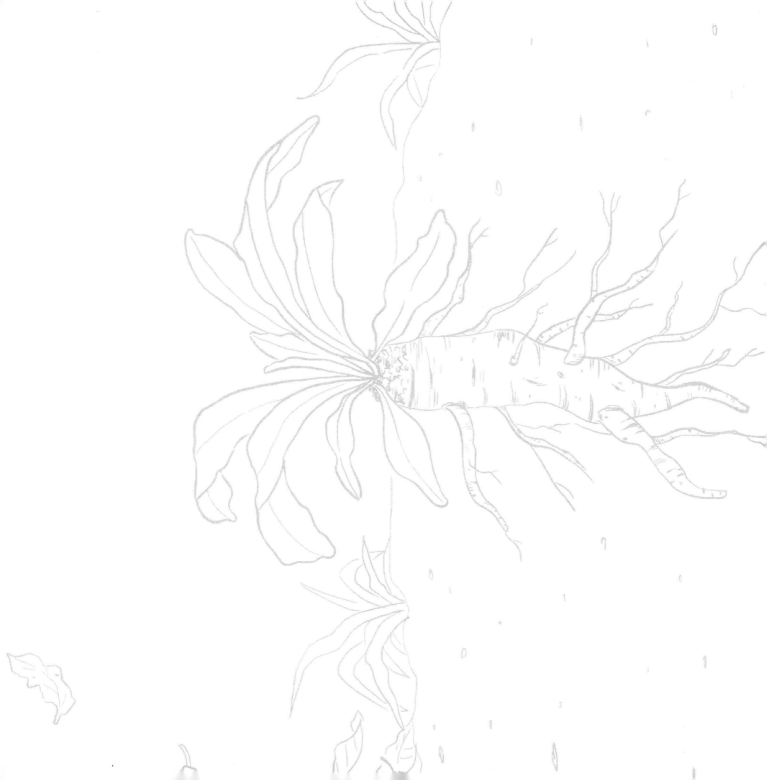

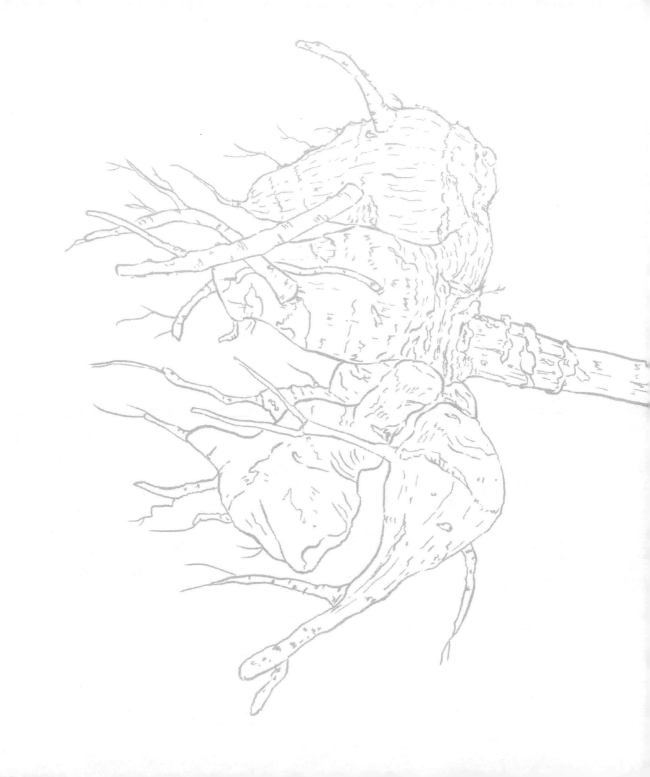

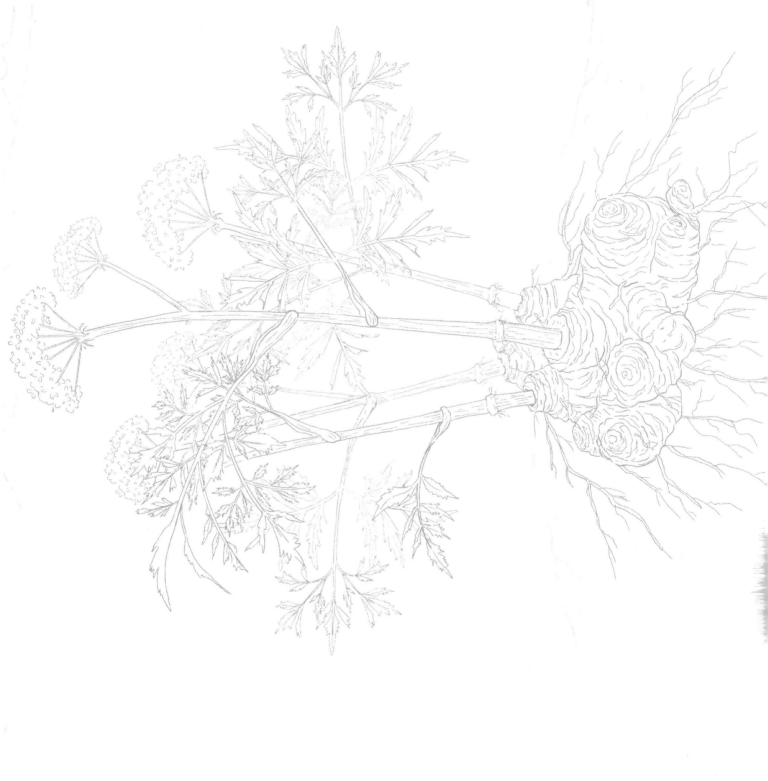

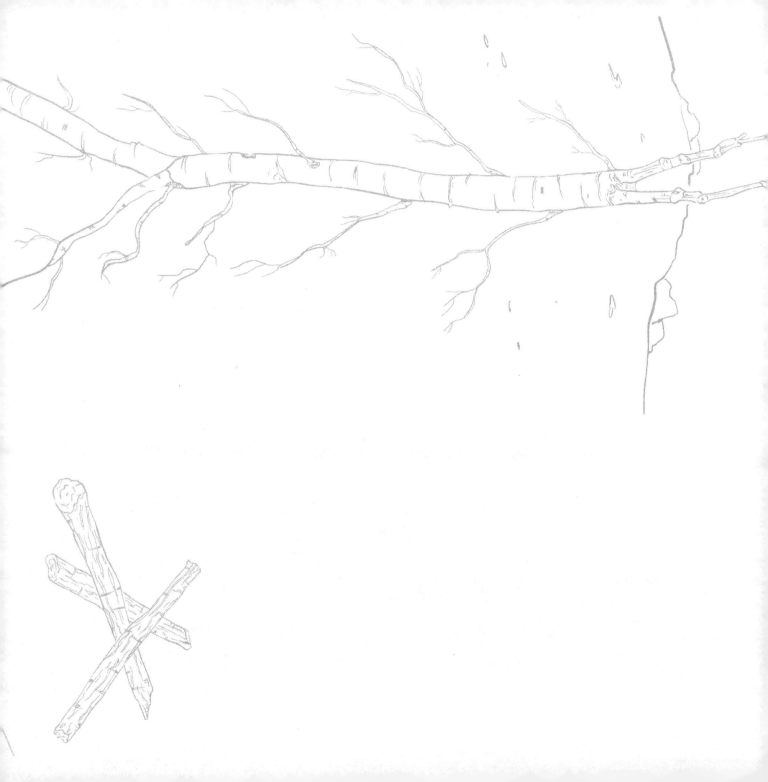

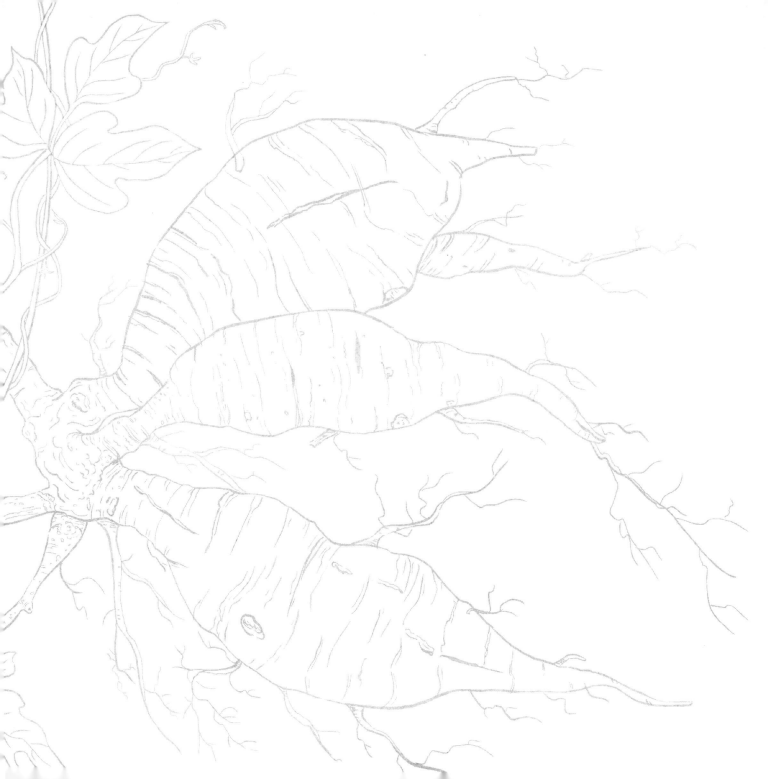

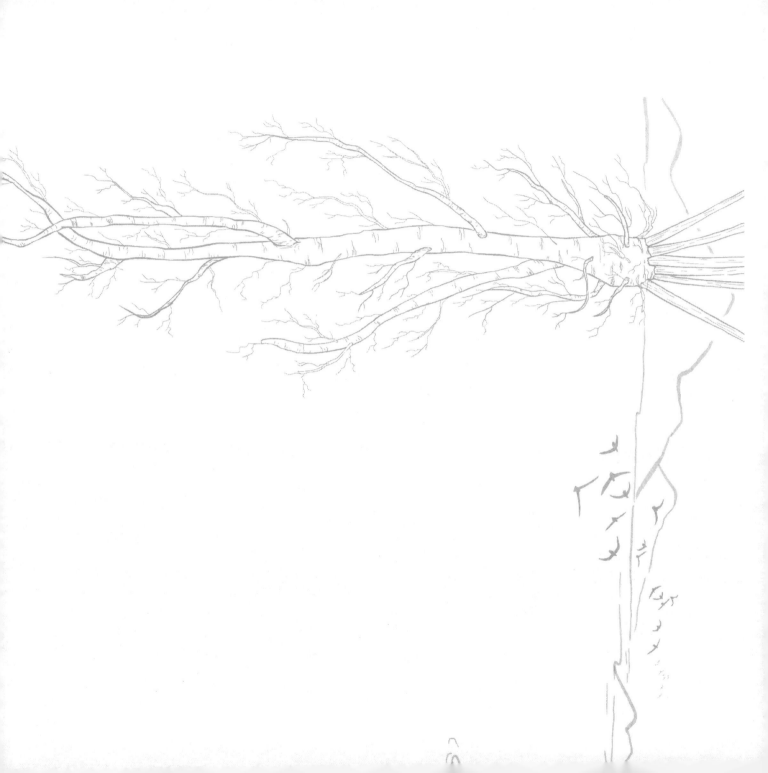

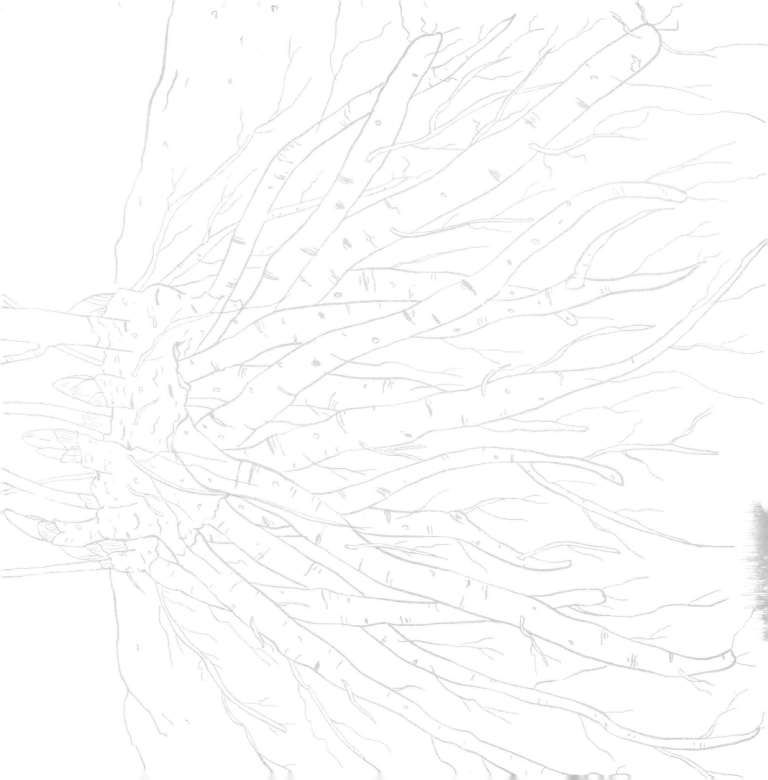

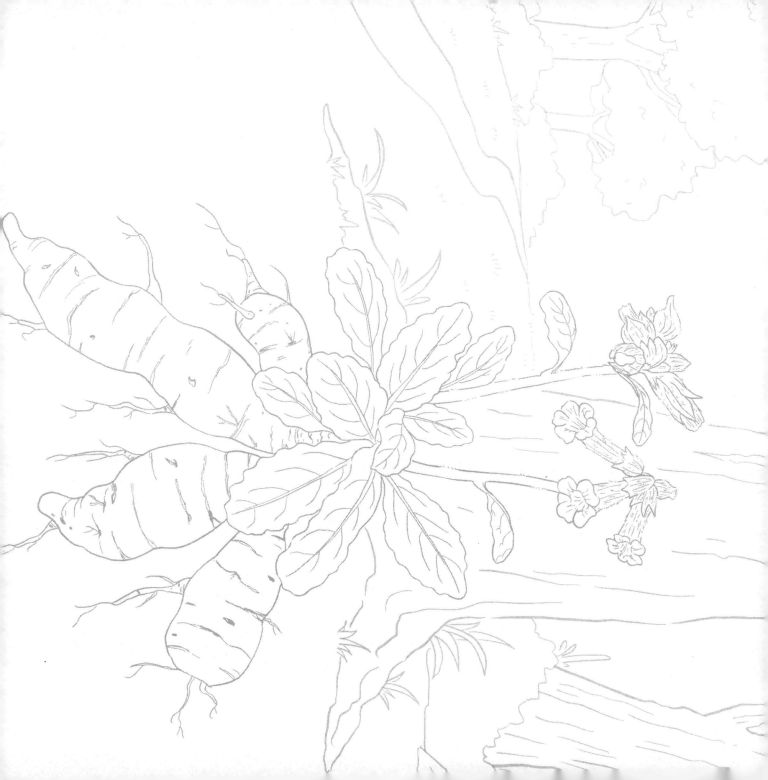

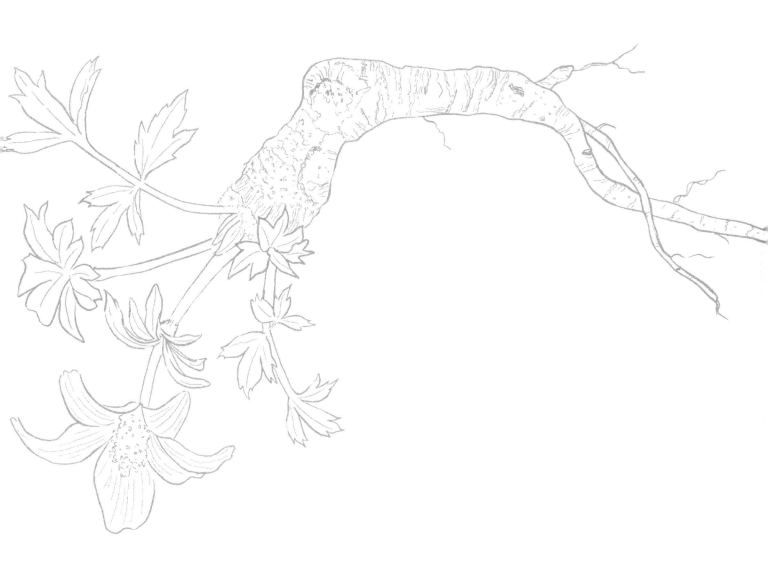

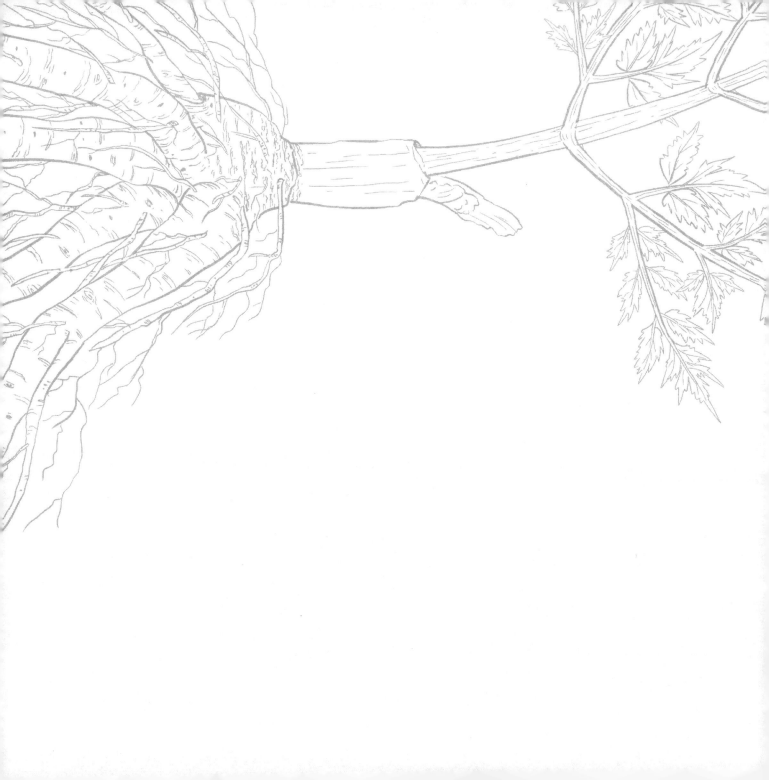

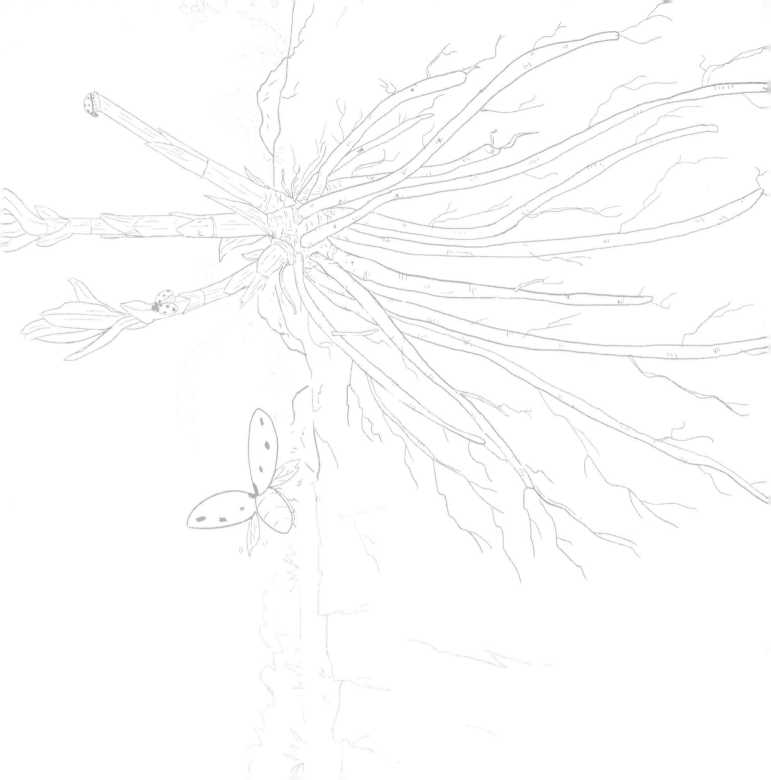

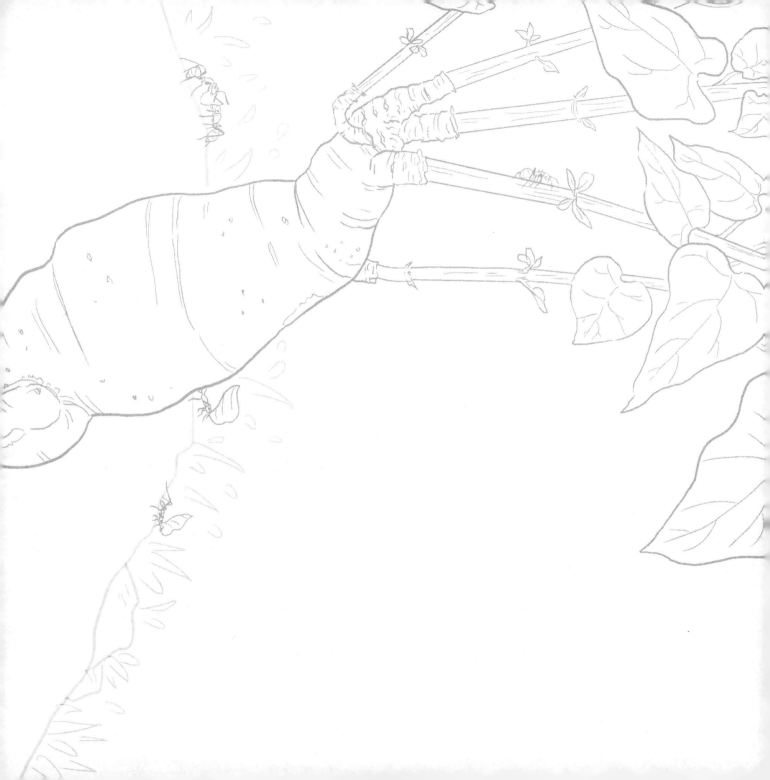

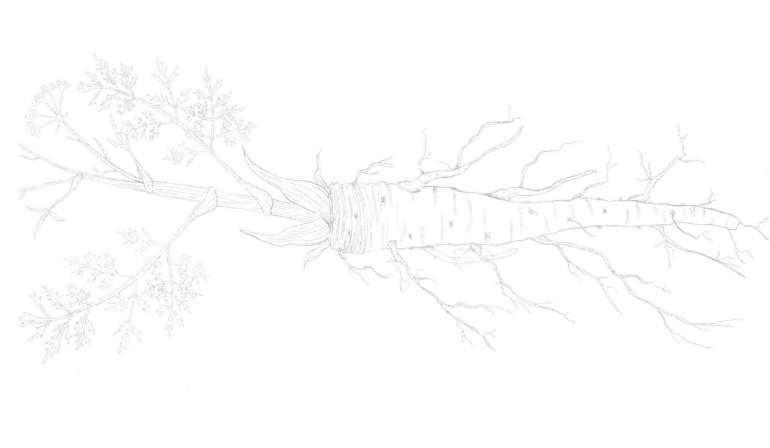

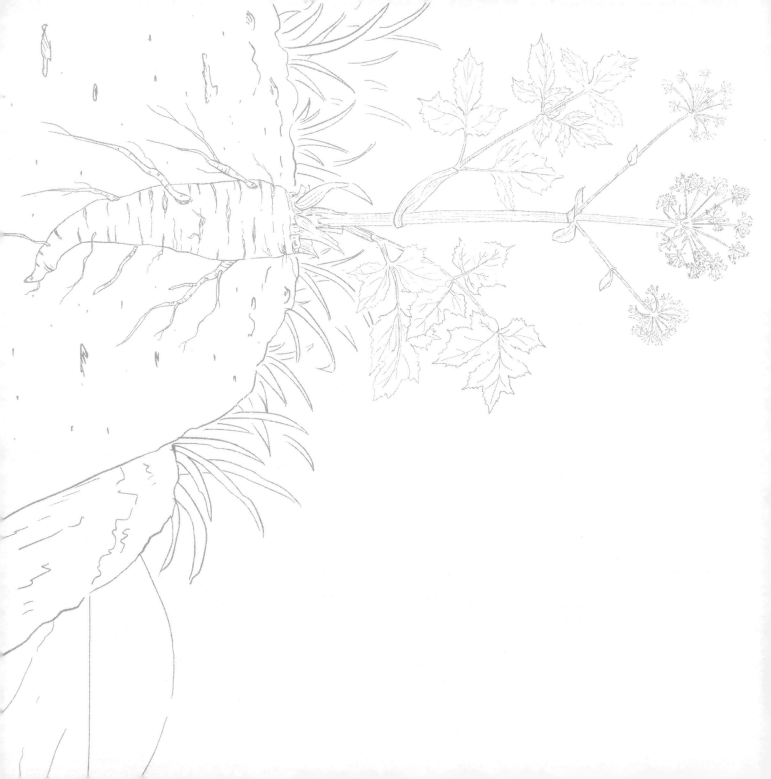

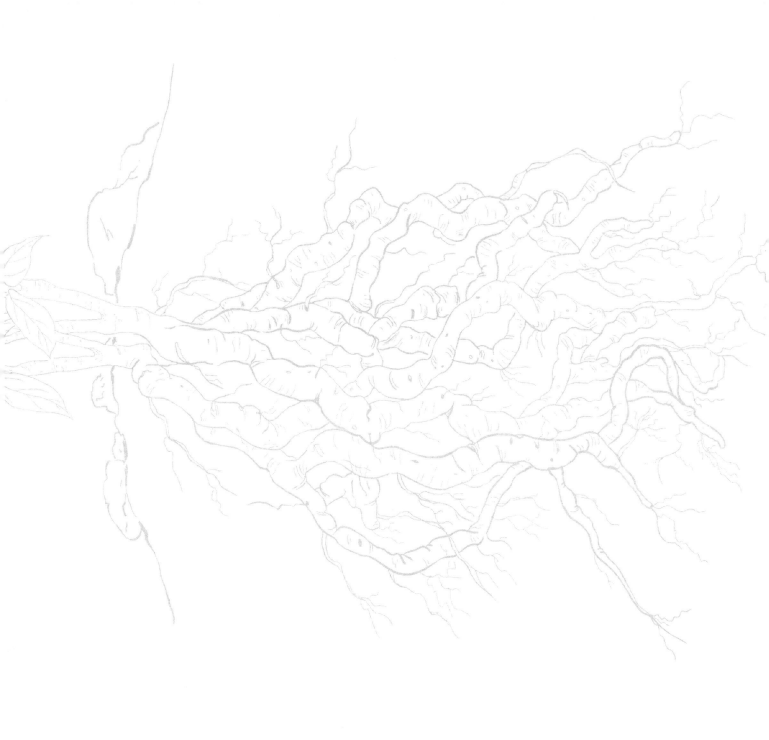

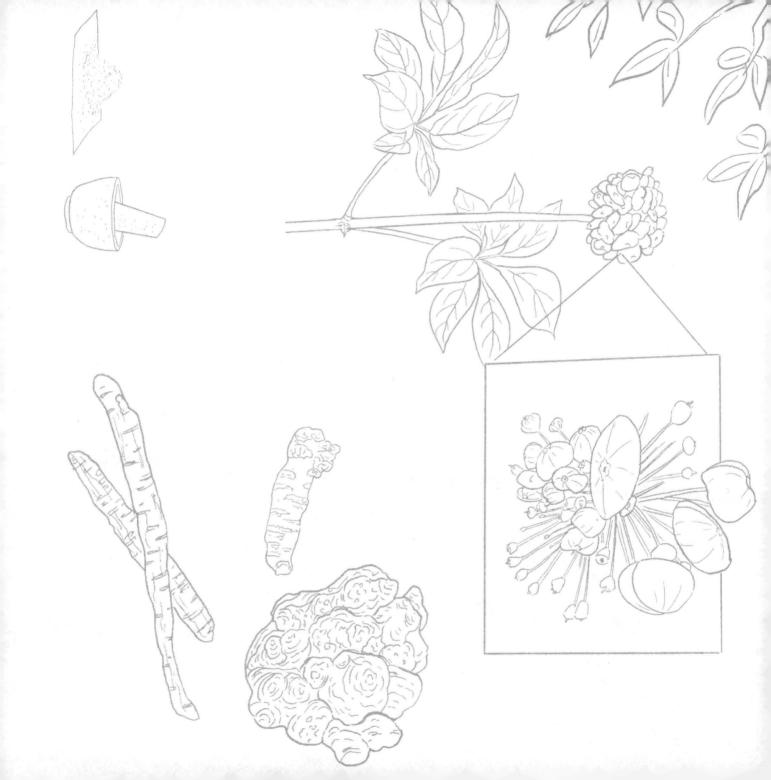

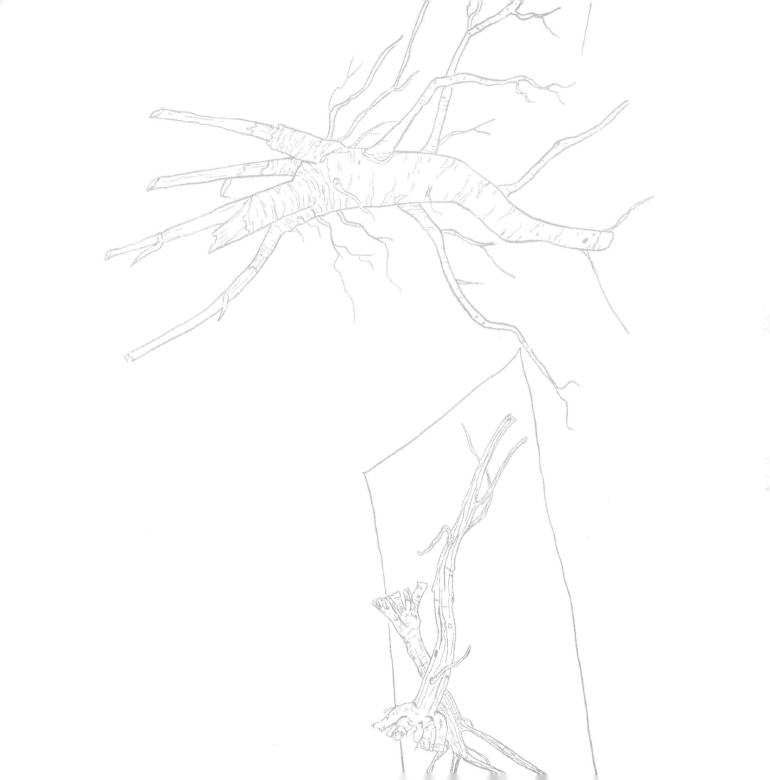

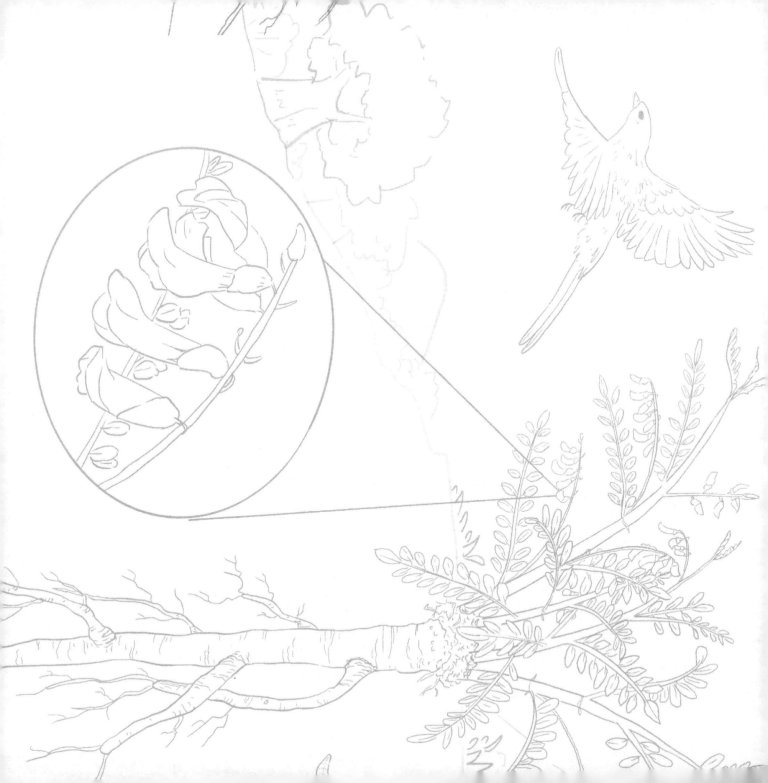

从生根到结果，
探索自然药用植物生长的奇妙旅程！

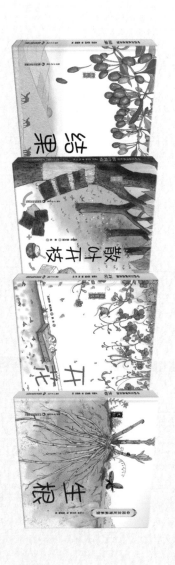

结果

散叶开枝

开花

生根

中药文化传承系列

生 根

王秋玲　连天赐　著

姜妍蕾　绘

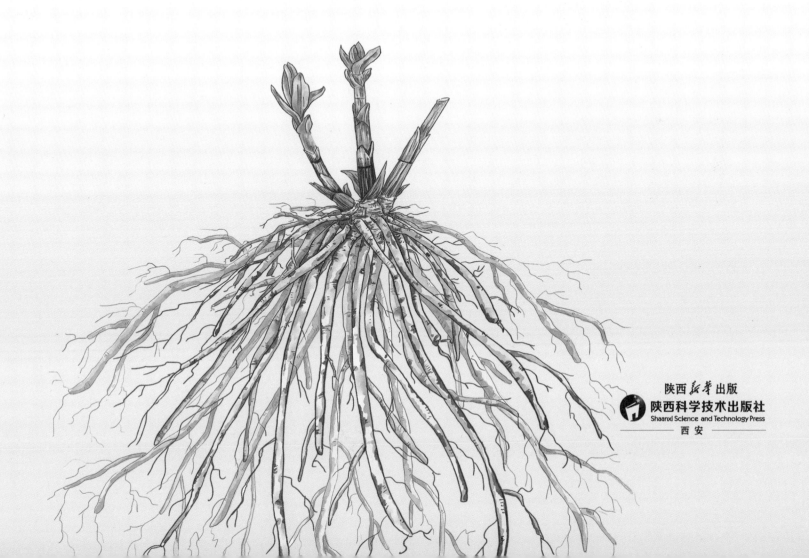

陕西新华出版
陕西科学技术出版社
Shaanxi Science and Technology Press
西安

图书在版编目（CIP）数据

生根 / 王秋玲，连天赐著；姜妍蕾绘 . — 西安：
陕西科学技术出版社，2023.10（2024.8 重印）
（中药文化传承系列）
ISBN 978-7-5369-8821-7

Ⅰ.①生… Ⅱ.①王… ②连… ③姜… Ⅲ.①中草药—
少儿读物 Ⅳ.① R28-49

中国国家版本馆 CIP 数据核字 (2023) 第 188010 号

中药文化传承系列·生根
ZHONGYAO WENHUA CHUANCHENG XILIE·SHENGGEN
王秋玲 连天赐 著　 姜妍蕾 绘

责任编辑　侯志艳

封面设计　曾　珂

出 版 者　陕西科学技术出版社
　　　　　西安市曲江新区登高路 1388 号陕西新华出版传媒产业大厦 B 座
　　　　　电话（029）81205187　传真（029）81205155　邮编 710061
　　　　　http://www.snstp.com

发 行 者　陕西科学技术出版社
　　　　　电话（029）81205180　81206809

印　　刷　陕西博文印务有限责任公司

规　　格　787mm×1092mm　　12 开本

印　　张　5

字　　数　61 千字

版　　次　2023 年 10 月第 1 版
　　　　　2024 年 8 月第 2 次印刷

书　　号　ISBN 978-7-5369-8821-7

定　　价　78.00 元

目录

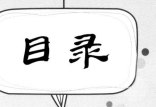

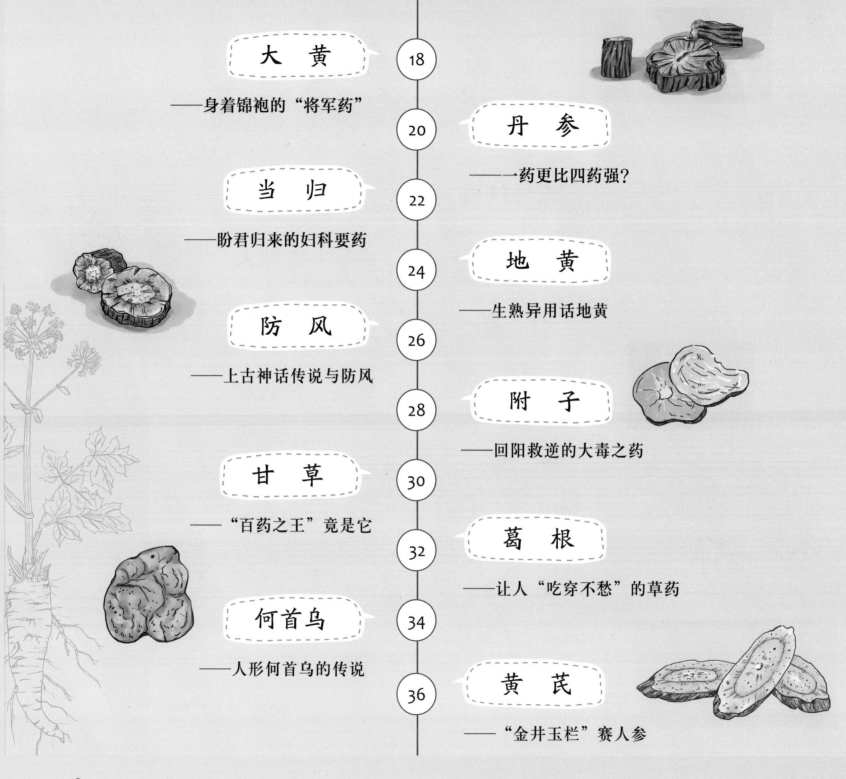

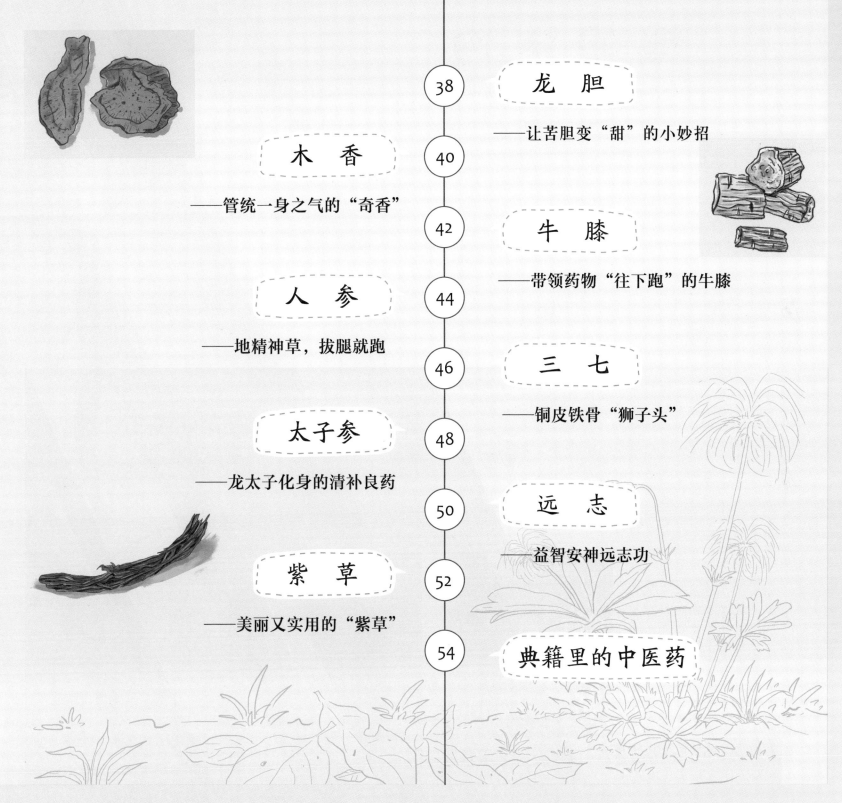

根 的 结 构

种子萌发，被称作"发芽"。实际上，种子最先出现的器官是根，根吸收土壤里的水分和矿物质，给予种子破土而出的力量。

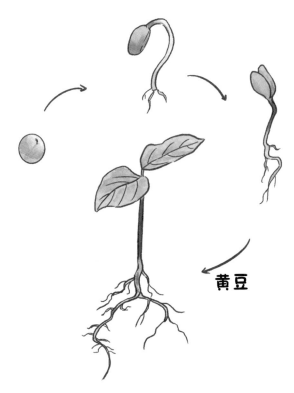

黄豆

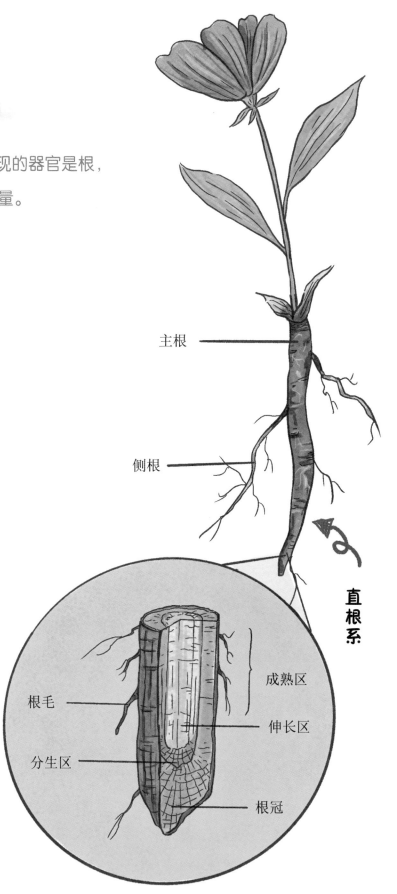

主根

侧根

直根系

成熟区

根毛

伸长区

分生区

根冠

根尖是根生长最活跃的部分。根尖最前端是像盾牌一样起保护作用的细胞，这部分叫作"**根冠**"。根冠后面的部分是**分生区**，负责后勤工作，不断分裂出新细胞。再之后细胞明显更长，这部分叫作**伸长区**，是根伸长的"主力军"。伸长区后的部位长着纤细的根毛，吸收能力强，这部分叫作**成熟区**。

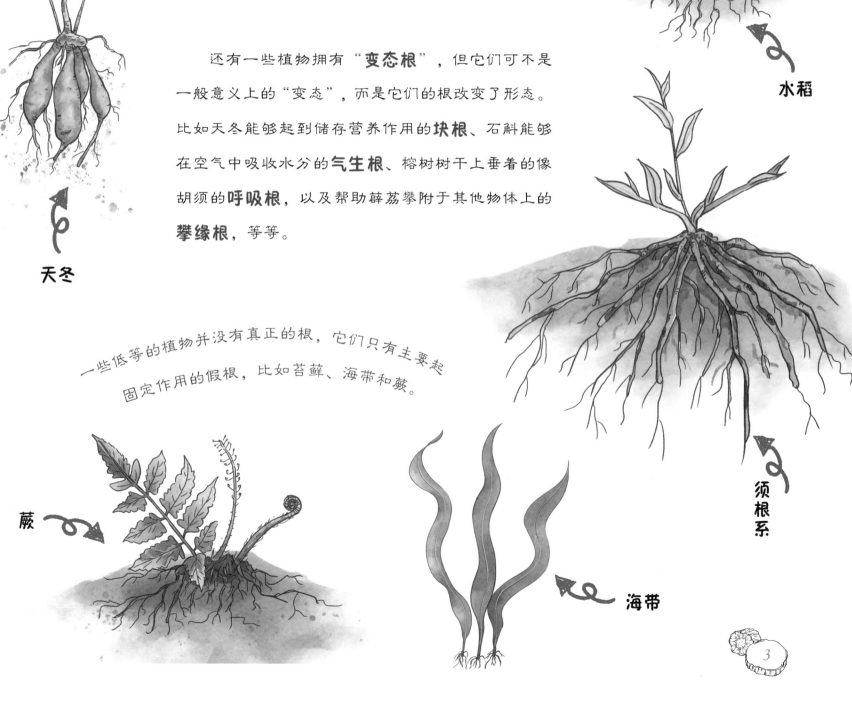

　　植物有1根相对较粗、向下生长的主根，主根上生长着**侧根**和**根毛**，这类植物叫作直根系植物，比如豆子；而有的植物的根是由1丛粗细相近的**须根**组成的，这类植物叫作须根系植物，比如水稻。

　　还有一些植物拥有"**变态根**"，但它们可不是一般意义上的"变态"，而是它们的根改变了形态。比如天冬能够起到储存营养作用的**块根**、石斛能够在空气中吸收水分的**气生根**、榕树树干上垂着的像胡须的**呼吸根**，以及帮助薜荔攀附于其他物体上的**攀缘根**，等等。

　　一些低等的植物并没有真正的根，它们只有主要起固定作用的假根，比如苔藓、海带和蕨。

天冬

水稻

须根系

蕨

海带

3

巴戟天

——乾隆皇帝的**长寿秘诀**

　　乾隆皇帝作为我国历史上寿命很长的皇帝，十分注意保养身体，据说他长寿的秘诀之一就是经常服用一味叫巴戟天的中药。巴戟天作为"四大南药"之一，是一种名贵的中药材。

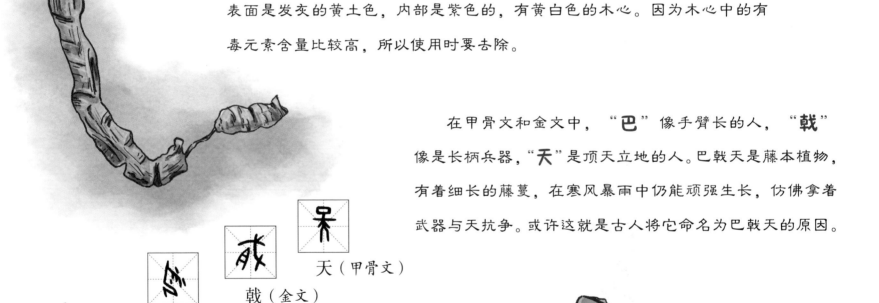

　　中药巴戟天是将植物巴戟天的根挖出后，轻轻捶扁、晒干而成。它的表面是发灰的黄土色，内部是紫色的，有黄白色的木心。因为木心中的有毒元素含量比较高，所以使用时要去除。

　　在甲骨文和金文中，"**巴**"像手臂长的人，"**戟**"像是长柄兵器，"**天**"是顶天立地的人。巴戟天是藤本植物，有着细长的藤蔓，在寒风暴雨中仍能顽强生长，仿佛拿着武器与天抗争。或许这就是古人将它命名为巴戟天的原因。

天（甲骨文）

戟（金文）

巴（甲骨文）

4

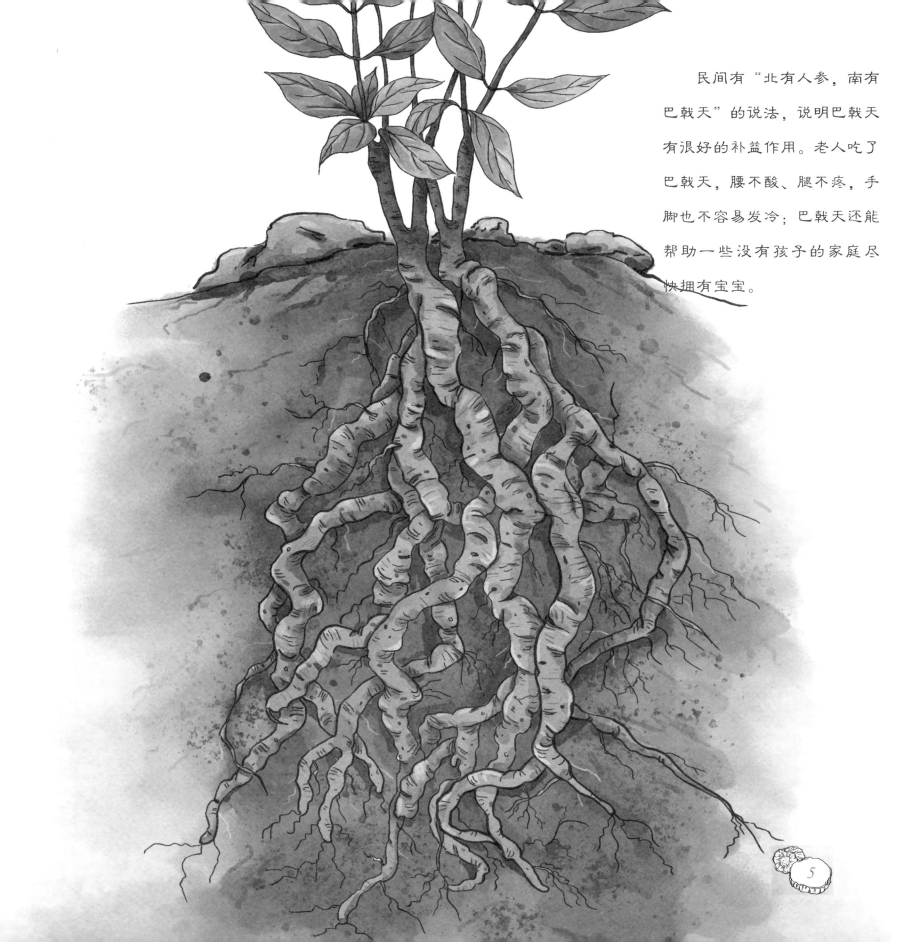

民间有"北有人参，南有巴戟天"的说法，说明巴戟天有很好的补益作用。老人吃了巴戟天，腰不酸、腿不疼，手脚也不容易发冷；巴戟天还能帮助一些没有孩子的家庭尽快拥有宝宝。

5

白 芍

——可治肝经诸痛的"花相"

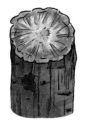

古人把雍容华贵的牡丹称为"花王"，那"花中宰相"又是谁呢？芍药花妩媚多姿、风姿绰约，所以有"花相"的美名。芍药一身都是宝：不仅花长得赏心悦目，种子可以榨油、做肥皂，它的根还能够治病救人呢！

白芍归于肝经，能保护肝脏，有很好的止痛效果。白芍还具有滋补的功效，贫血导致的头晕头痛可以靠它来调理。白芍与藜芦一见面就会打架，让人肚子发痛，所以不能一起使用。

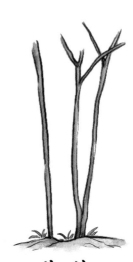

芍药和牡丹长得有些相似，有一个技巧可以快速区分它们。只要你蹲下来仔细看它最靠近土壤的枝干就可以区分：嫩绿的是芍药，像粗糙木头的是牡丹。你学会了吗？

芍 药

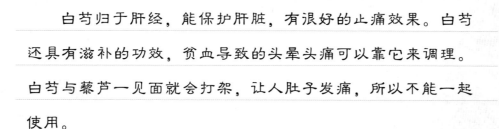

6

牡 丹

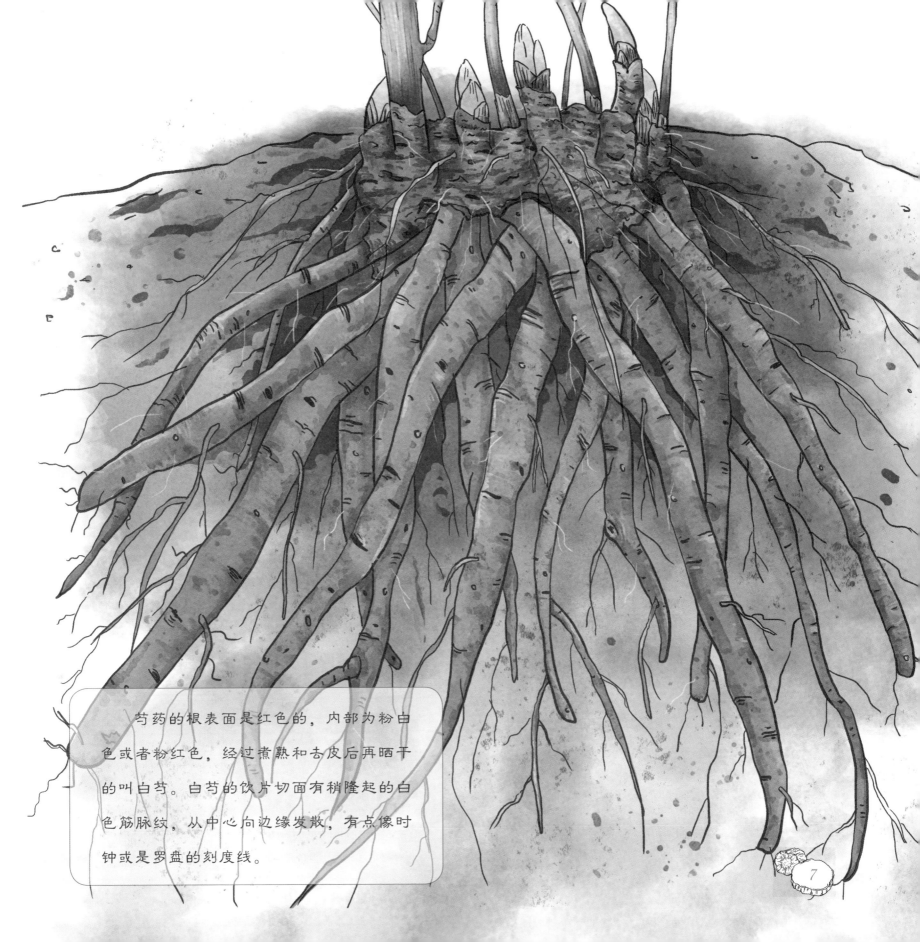

芍药的根表面是红色的，内部为粉白色或者粉红色，经过煮熟和去皮后再晒干的叫白芍。白芍的饮片切面有稍隆起的白色筋脉纹，从中心向边缘发散，有点像时钟或是罗盘的刻度线。

7

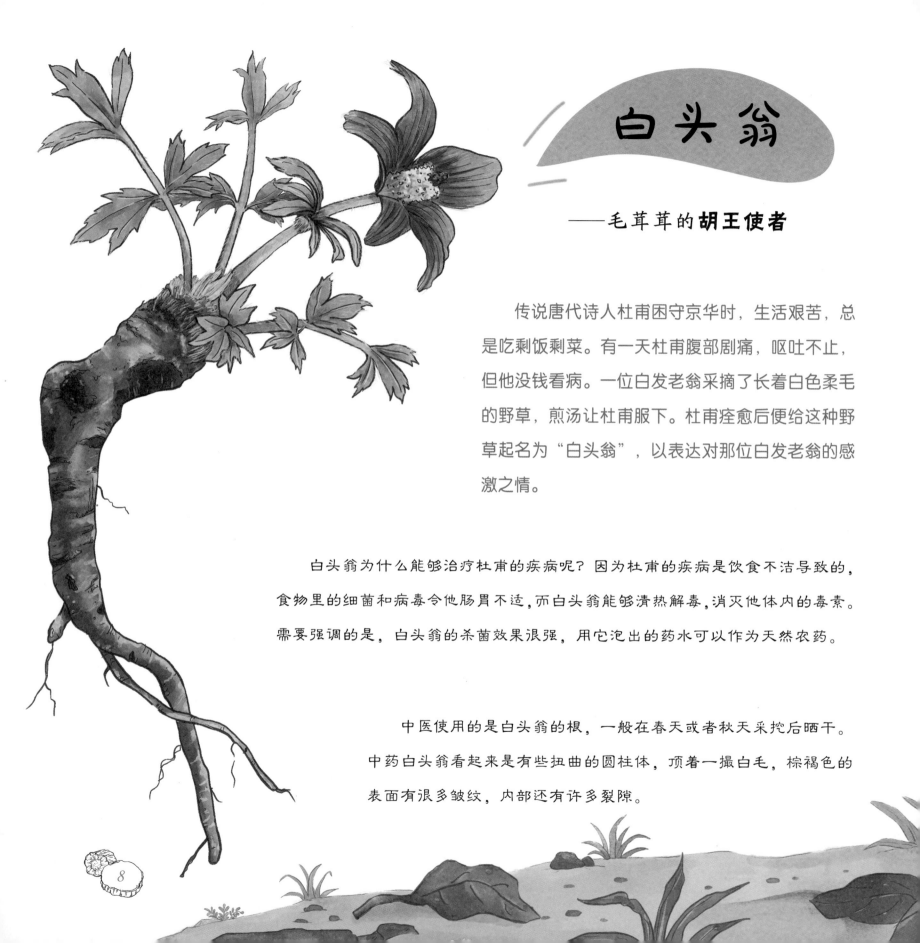

白头翁

——毛茸茸的**胡王使者**

传说唐代诗人杜甫困守京华时，生活艰苦，总是吃剩饭剩菜。有一天杜甫腹部剧痛，呕吐不止，但他没钱看病。一位白发老翁采摘了长着白色柔毛的野草，煎汤让杜甫服下。杜甫痊愈后便给这种野草起名为"白头翁"，以表达对那位白发老翁的感激之情。

白头翁为什么能够治疗杜甫的疾病呢？因为杜甫的疾病是饮食不洁导致的，食物里的细菌和病毒令他肠胃不适，而白头翁能够清热解毒，消灭他体内的毒素。需要强调的是，白头翁的杀菌效果很强，用它泡出的药水可以作为天然农药。

中医使用的是白头翁的根，一般在春天或者秋天采挖后晒干。中药白头翁看起来是有些扭曲的圆柱体，顶着一撮白毛，棕褐色的表面有很多皱纹，内部还有许多裂隙。

8

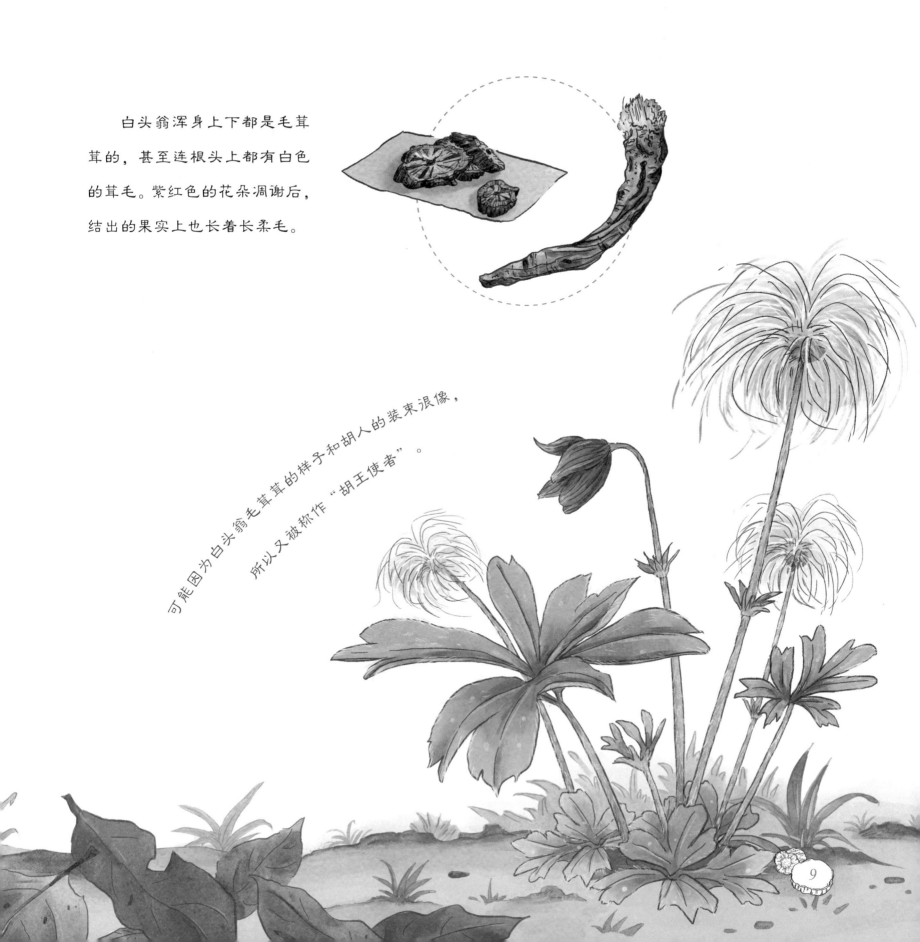

白头翁浑身上下都是毛茸茸的，甚至连根头上都有白色的茸毛。紫红色的花朵凋谢后，结出的果实上也长着长柔毛。

可能因为白头翁毛茸茸的样子和胡人的装束很像，所以又被称作"胡王使者"。

9

白　芷

——《楚辞》中的香草

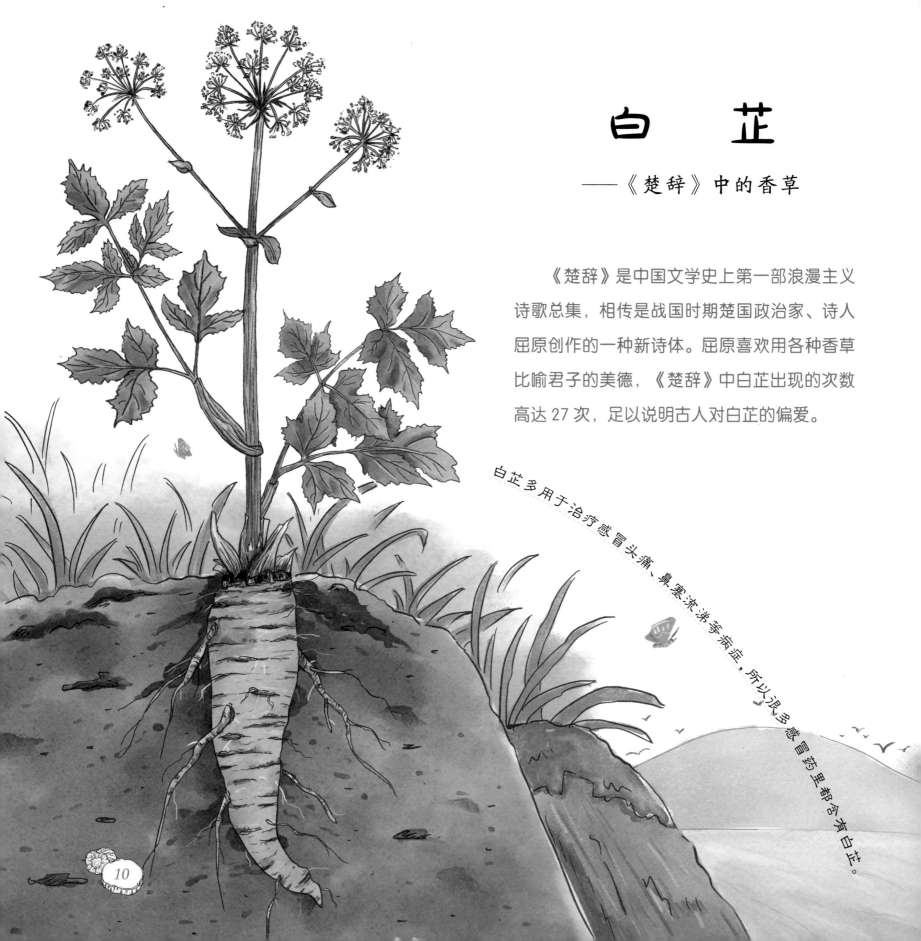

　　《楚辞》是中国文学史上第一部浪漫主义诗歌总集，相传是战国时期楚国政治家、诗人屈原创作的一种新诗体。屈原喜欢用各种香草比喻君子的美德，《楚辞》中白芷出现的次数高达 27 次，足以说明古人对白芷的偏爱。

白芷多用于治疗感冒头痛、鼻塞流涕等病症，所以很多感冒药里都含有白芷。

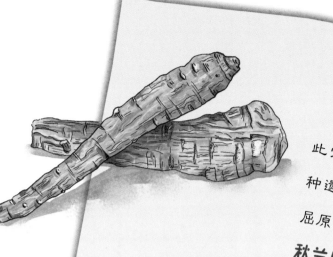

白芷喜欢温和湿润、阳光充足的环境，因此常能在溪水边看到它的倩影。也许就是它这种遗世独立的姿态和不流于世俗的气节打动了屈原，使屈原留下了如"**扈江离与辟芷兮，纫秋兰以为佩**"等诸多诗句。

白芷可以长得比人还高。它的叶子有点像芹菜，叶柄下端的叶鞘鼓鼓囊囊的，白色的花朵像蕾丝一样精致，果实有点像小茴香。

白芷的根与别的植物不大一样，不是圆柱或者圆锥的形状，而是有些四四方方的，它表面的小凸起还可能会排成 4 列纵队。白芷加工成中药后质地像粉笔，颜色洁白，上面棕色的小点点是它香味的来源。

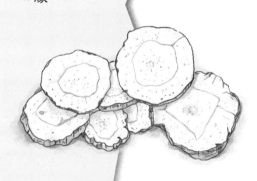

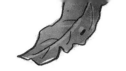

板蓝根

——一身是宝的**"龙根"**草药

板蓝根，又被叫作"龙根"。相传在古时候，百姓饱受瘟疫折磨，有两位善良的龙神向菩萨求得药种，教人们种成后挖出药根，煎水服用。治好百姓的瘟疫后，他们化身为两株药苗。为了纪念他们，人们就把这种药根叫作"龙根"。

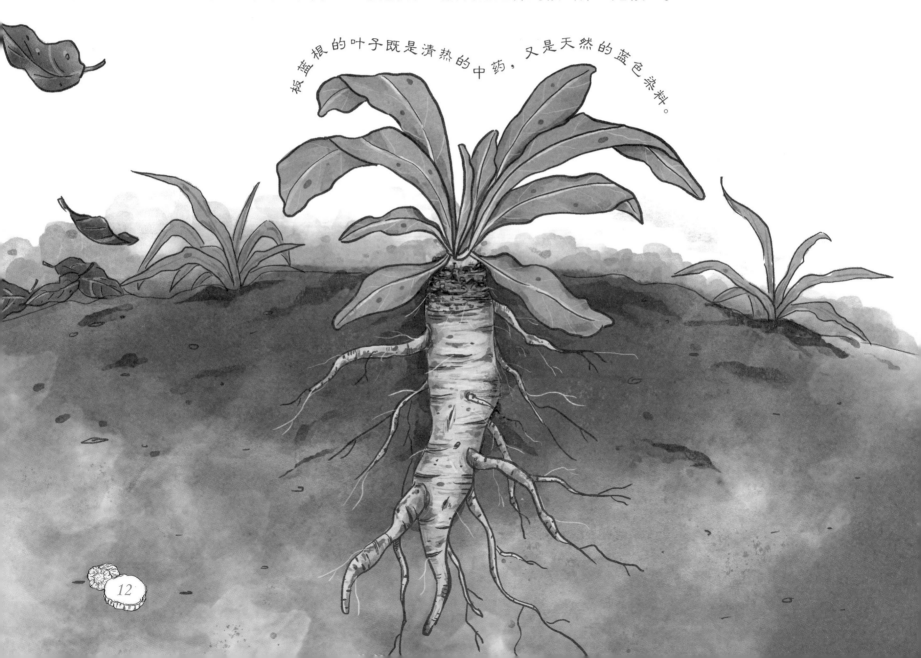

板蓝根的叶子既是清热的中药，又是天然的蓝色染料。

12

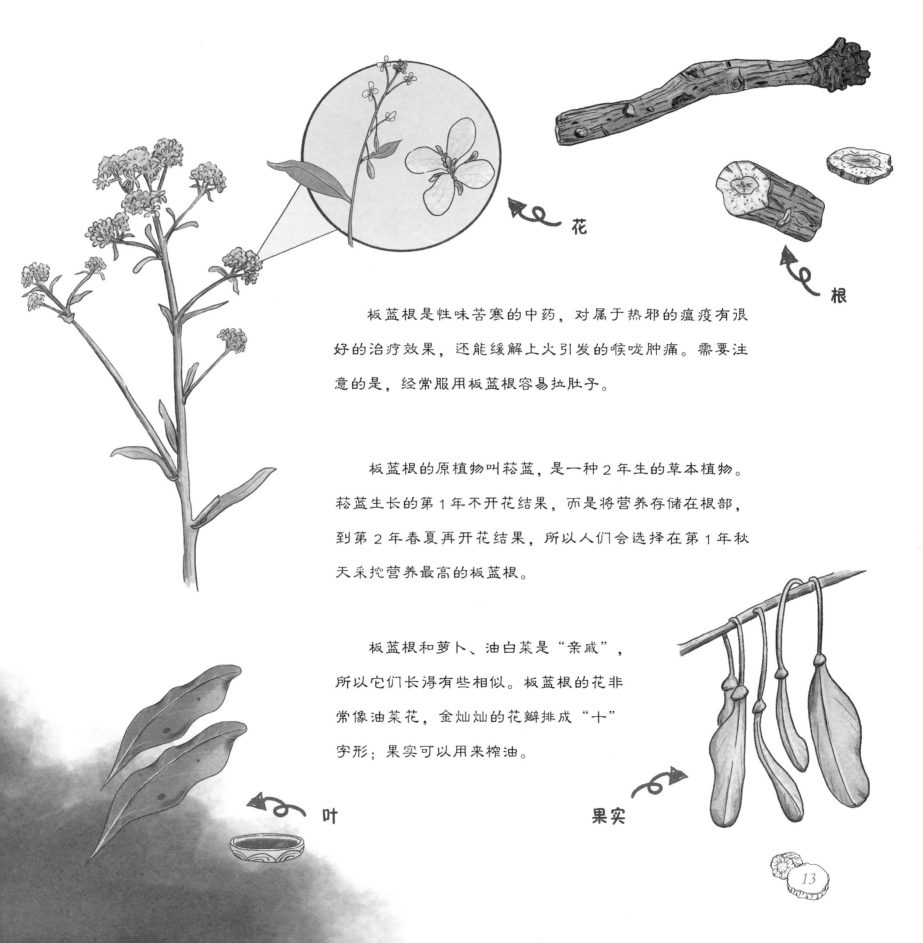

花

根

板蓝根是性味苦寒的中药，对属于热邪的瘟疫有很好的治疗效果，还能缓解上火引发的喉咙肿痛。需要注意的是，经常服用板蓝根容易拉肚子。

板蓝根的原植物叫菘蓝，是一种 2 年生的草本植物。菘蓝生长的第 1 年不开花结果，而是将营养存储在根部，到第 2 年春夏再开花结果，所以人们会选择在第 1 年秋天采挖营养最高的板蓝根。

板蓝根和萝卜、油白菜是"亲戚"，所以它们长得有些相似。板蓝根的花非常像油菜花，金灿灿的花瓣排成"十"字形；果实可以用来榨油。

叶

果实

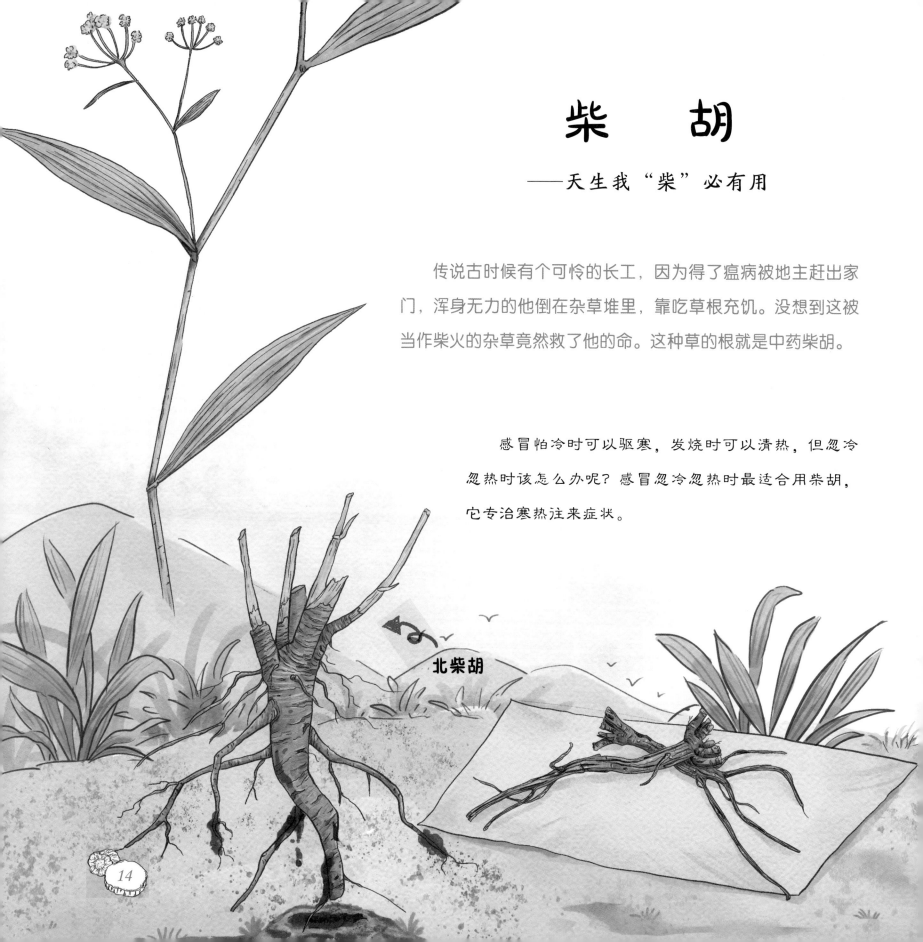

柴　胡

——天生我"柴"必有用

传说古时候有个可怜的长工，因为得了瘟病被地主赶出家门，浑身无力的他倒在杂草堆里，靠吃草根充饥。没想到这被当作柴火的杂草竟然救了他的命。这种草的根就是中药柴胡。

感冒怕冷时可以驱寒，发烧时可以清热，但忽冷忽热时该怎么办呢？感冒忽冷忽热时最适合用柴胡，它专治寒热往来症状。

北柴胡

14

南柴胡来源于狭叶柴胡，它的茎呈"之"字形曲折状，绽放的小黄花仿佛组成了一把把小花伞。

北柴胡来源于植物柴胡，北柴胡饮片的颜色比南柴胡黑，更加粗大，质地也比较硬。

柴胡还可以保护肝脏。将柴胡根挖出来处理干净后，切片、干燥就能够入药了。有时会把柴胡片和醋一起炒干。这样做的原因是，醋是酸的，能够入肝，醋会带着柴胡进入肝脏，更好地发挥保肝药效。

柴胡能够"走南闯北"，市场上有"南柴胡"和"北柴胡"。

南柴胡

15

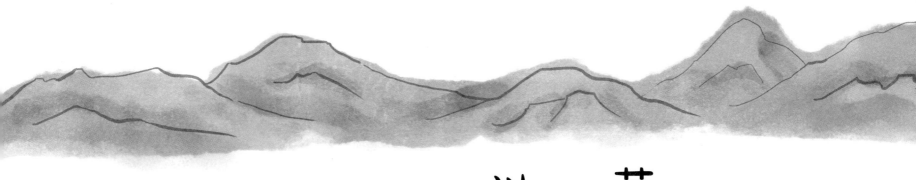

川 芎

—— "走而不守" 的翩翩蝴蝶

川芎的入药部位是它的根茎，即灰褐色的、粗糙的团块。将川芎的根茎切片后，原本不规则的边缘就像蝴蝶翅膀的形状，所以被叫作"蝴蝶片"。

有些中药会根据它的主产地来命名，川芎就是一个典型的例子。"川"代表四川，说明四川的川芎产量大、效果好。川芎喜欢温暖湿润的环境，临近四川的云南、贵州、广西等地都有种植川芎。

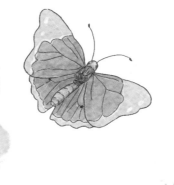

蝴蝶片

16

川芎有浓烈的香气，这种特性使它能推动人体的气行走，并带动血液的运行。中医称川芎"走而不守"，川芎上能作用于头部，下能作用于血海，化解体内瘀血，缓解头痛和关节痛。

川芎的根茎很发达，靠近根茎的茎节膨大成盘子状。川芎的叶片轮廓与三角形相似，由许多像羽毛一样的裂片组成，有很长的叶柄。它的小花是白色的，像伞一样聚生成花序。

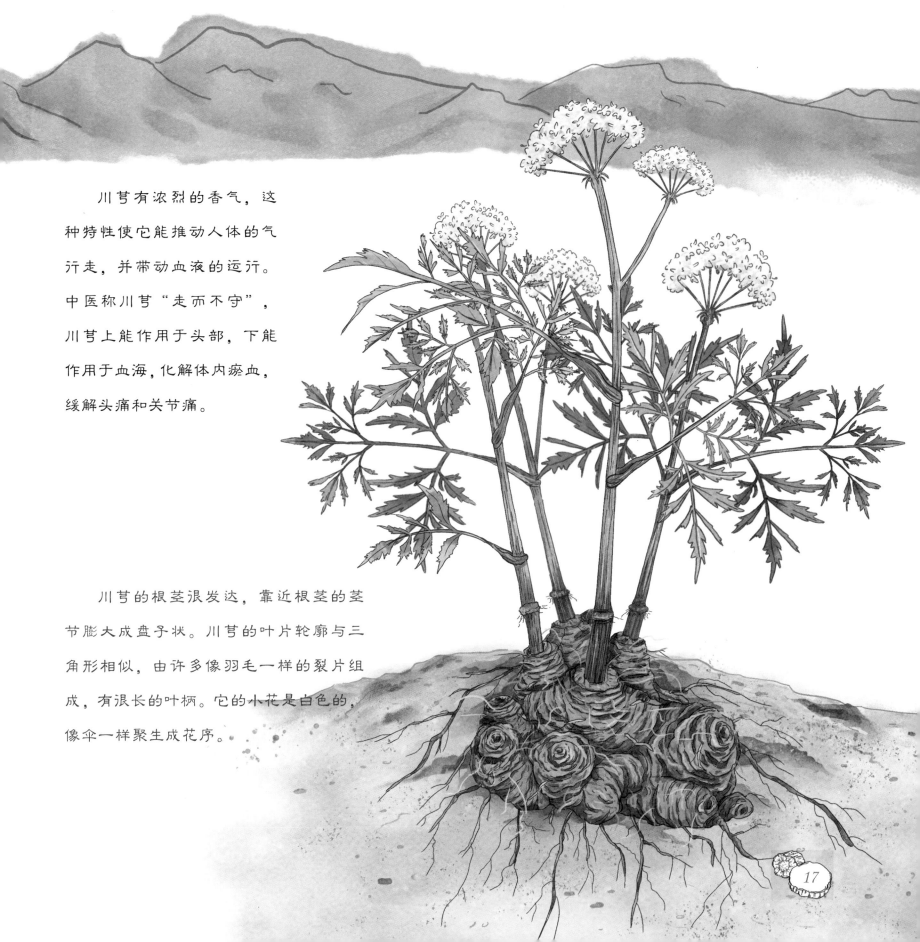

17

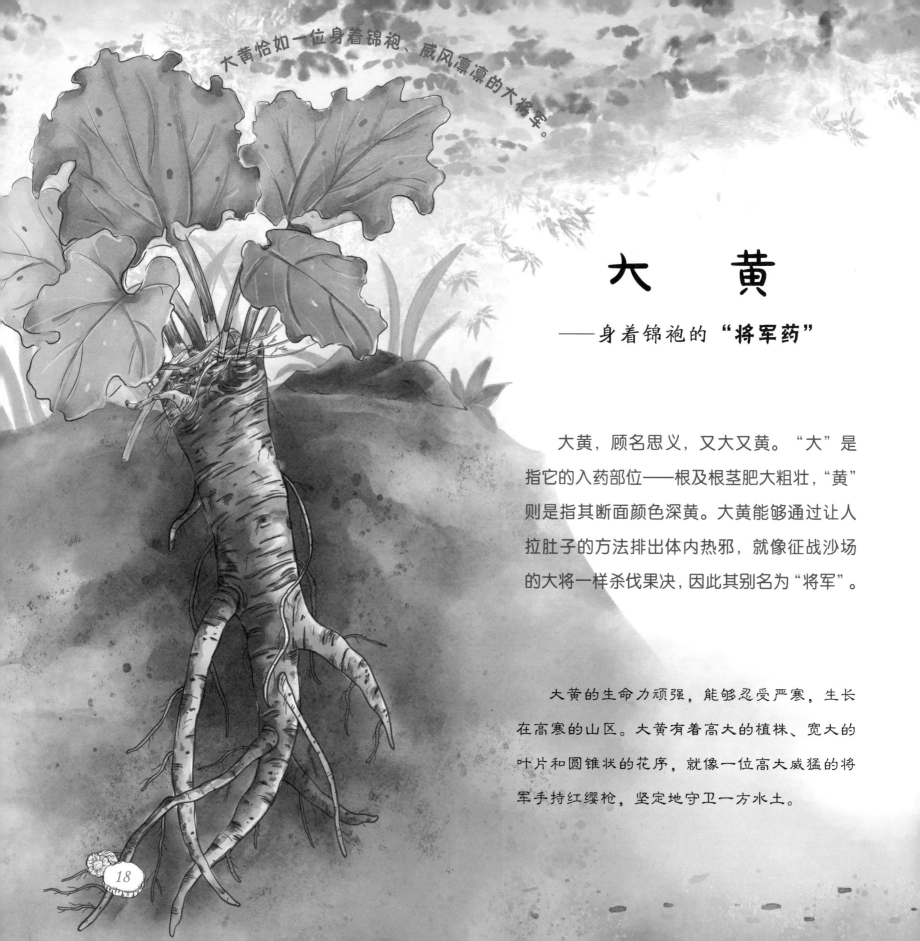

大黄恰如一位身着锦袍、威风凛凛的大将军。

大 黄

——身着锦袍的"将军药"

大黄，顾名思义，又大又黄。"大"是指它的入药部位——根及根茎肥大粗壮，"黄"则是指其断面颜色深黄。大黄能够通过让人拉肚子的方法排出体内热邪，就像征战沙场的大将一样杀伐果决，因此其别名为"将军"。

大黄的生命力顽强，能够忍受严寒，生长在高寒的山区。大黄有着高大的植株、宽大的叶片和圆锥状的花序，就像一位高大威猛的将军手持红缨枪，坚定地守卫一方水土。

18

大黄可不是一味简单的泻药。明代的《景岳全书》将大黄与人参、熟地、附子并列为"**药中四维**"，指在病情危重时，这4味药能够救命。

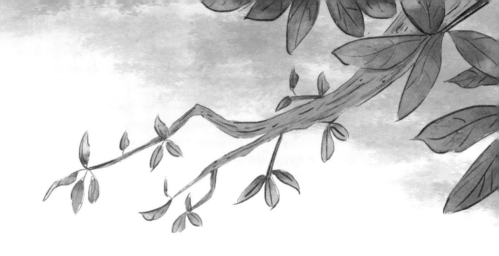

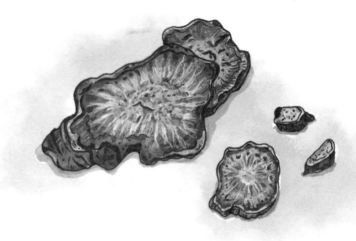

大黄断面有类白色网状纹理，有的还有星点，就像精美的锦绣华服。

由于大黄太过寒凉，容易损伤脾胃，而酒能够温暖身体，所以中医常用酒和大黄一起炮制成酒大黄或熟大黄。用大黄炒成的炭还有很好的止血效果。

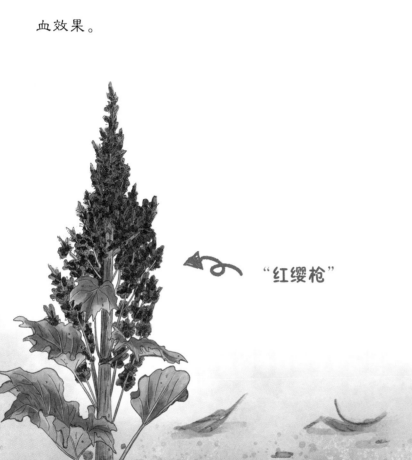

"红缨枪"

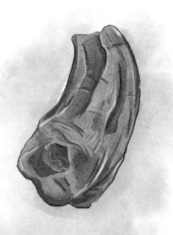

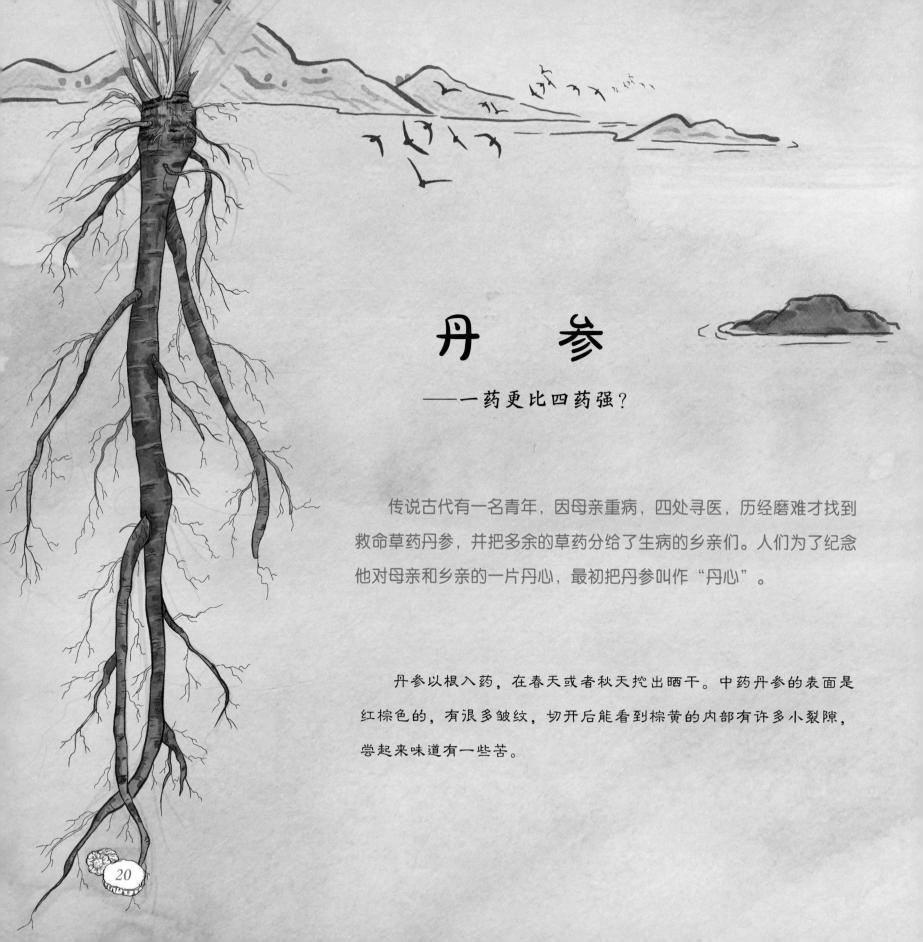

丹　参

——一药更比四药强？

传说古代有一名青年，因母亲重病，四处寻医，历经磨难才找到救命草药丹参，并把多余的草药分给了生病的乡亲们。人们为了纪念他对母亲和乡亲的一片丹心，最初把丹参叫作"丹心"。

丹参以根入药，在春天或者秋天挖出晒干。中药丹参的表面是红棕色的，有很多皱纹，切开后能看到棕黄的内部有许多小裂隙，尝起来味道有一些苦。

20

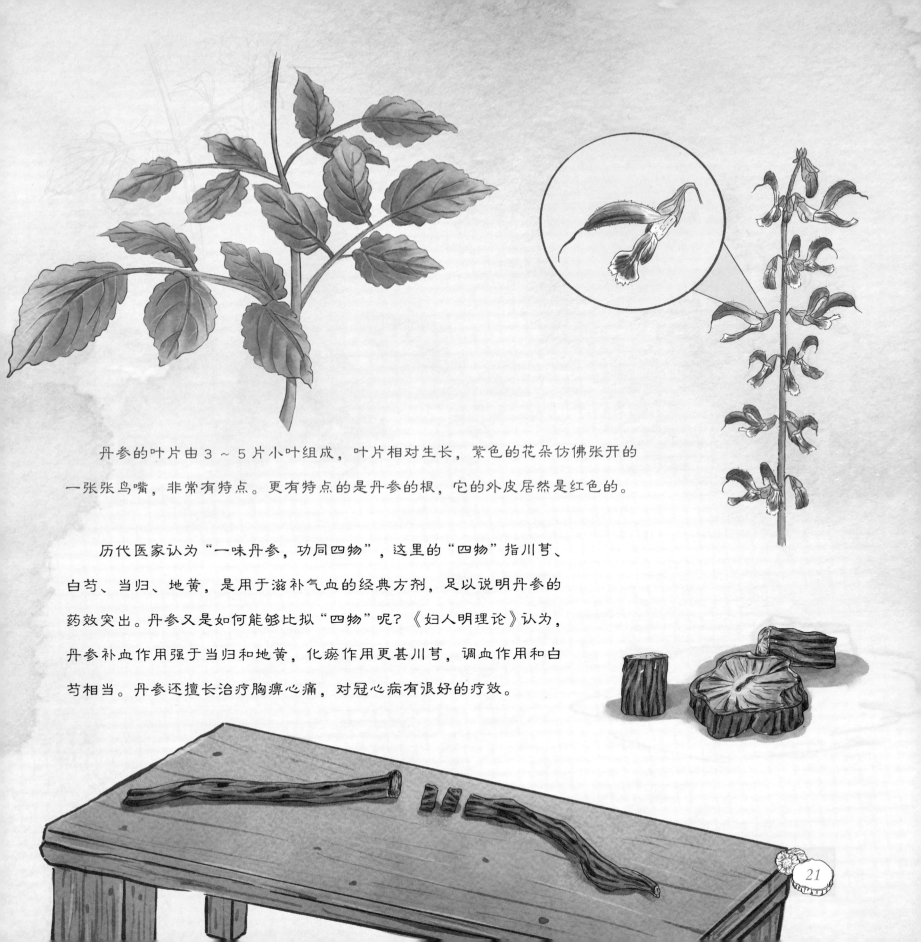

丹参的叶片由 3 ～ 5 片小叶组成，叶片相对生长，紫色的花朵仿佛张开的一张张鸟嘴，非常有特点。更有特点的是丹参的根，它的外皮居然是红色的。

历代医家认为"一味丹参，功同四物"，这里的"四物"指川芎、白芍、当归、地黄，是用于滋补气血的经典方剂，足以说明丹参的药效突出。丹参又是如何能够比拟"四物"呢？《妇人明理论》认为，丹参补血作用强于当归和地黄，化瘀作用更甚川芎，调血作用和白芍相当。丹参还擅长治疗胸痹心痛，对冠心病有很好的疗效。

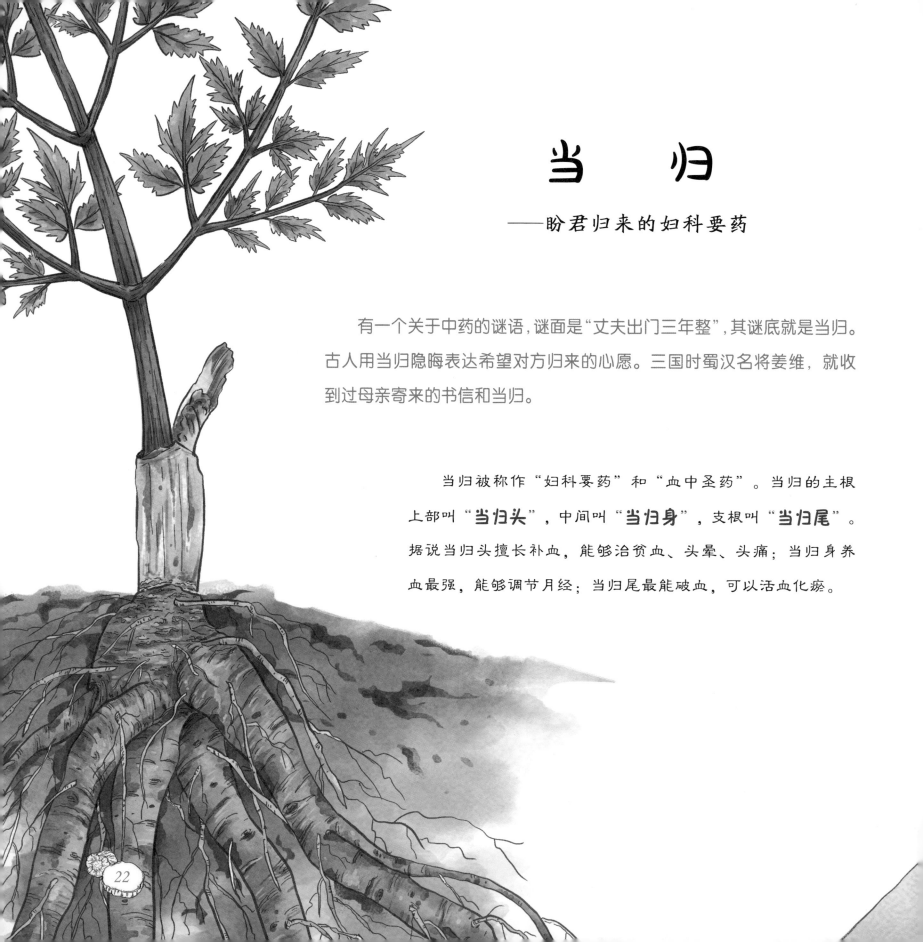

当　归

——盼君归来的妇科要药

有一个关于中药的谜语，谜面是"丈夫出门三年整"，其谜底就是当归。古人用当归隐晦表达希望对方归来的心愿。三国时蜀汉名将姜维，就收到过母亲寄来的书信和当归。

当归被称作"妇科要药"和"血中圣药"。当归的主根上部叫"**当归头**"，中间叫"**当归身**"，支根叫"**当归尾**"。据说当归头擅长补血，能够治贫血、头晕、头痛；当归身养血最强，能够调节月经；当归尾最能破血，可以活血化瘀。

22

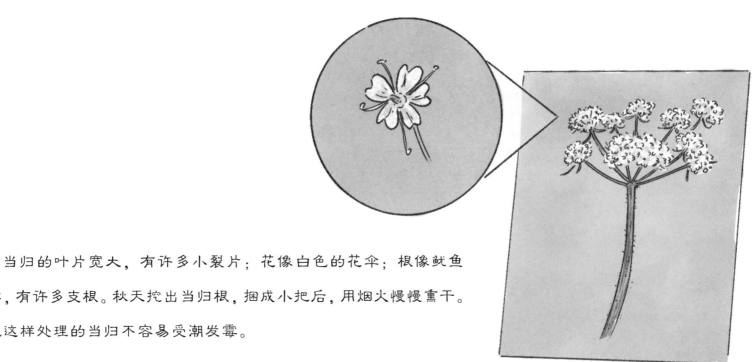

当归的叶片宽大，有许多小裂片；花像白色的花伞；根像鱿鱼一样，有许多支根。秋天挖出当归根，捆成小把后，用烟火慢慢熏干。据说这样处理的当归不容易受潮发霉。

当归片和黄酒拌匀炒干后，具有更强的通经活络作用。当归片变成绿褐色就是变质了，不能药用。

当归花

当归头

当归片一般是纵切的，所以有不规则的片。

切片黄白色，中间有裂隙，还有许多油点，香气浓郁。

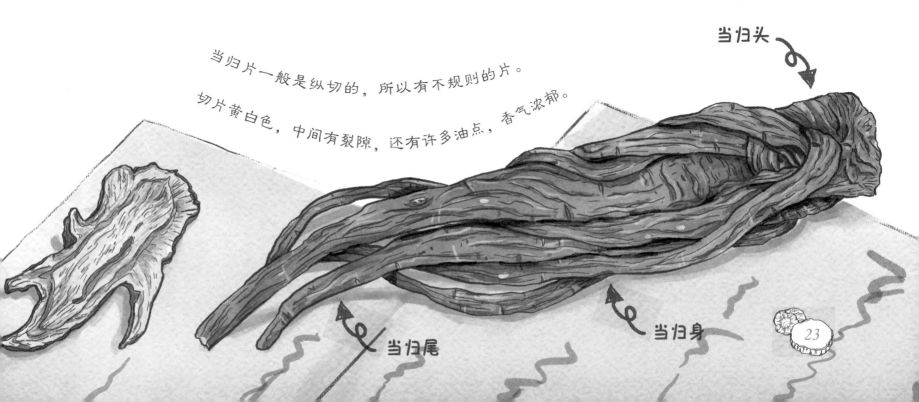

当归尾

当归身

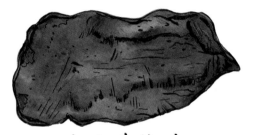

生地黄饮片

切片

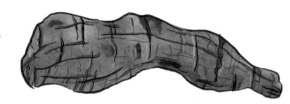

干燥后的生地黄

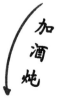

加酒炖

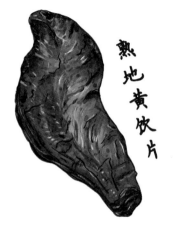

熟地黄饮片

地　黄

——生熟异用话地黄

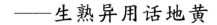

　　宋朝的汝阳知州阎孝忠处理案件时，有一个叫赵温的人因为鼻血不止无法到达现场，用了各种止血药都不见效果。阎孝忠认为治血病没有比地黄更强的药，于是用了大量生地黄，终于止住了赵温的鼻血。

　　阎孝忠用的是生地黄，能够清热止血，而熟地黄就没有这种药效。地黄的特点是生熟异用，也叫"生清熟补"，就是说生地黄的功效是清热，熟地黄的功效是滋补血液和肾脏，所以熟地黄是**"壮水主药"**。

　　将地黄块根挖出，干燥后就是生地黄，其饮片外表皮为棕灰色，内表面为棕黄色，局部发黑有光泽，有一点点甜；生地黄加酒炖煮得到熟地黄，其通体黑亮，味道很甜。

24

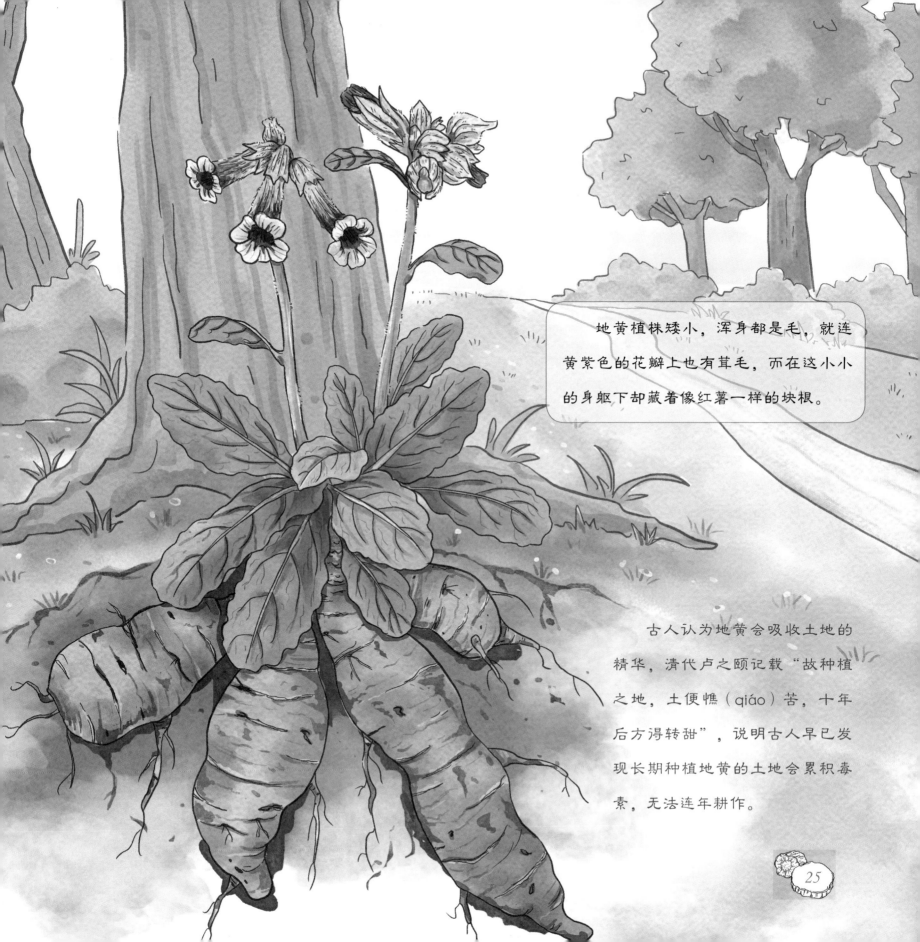

地黄植株矮小，浑身都是毛，就连黄紫色的花瓣上也有茸毛，而在这小小的身躯下却藏着像红薯一样的块根。

古人认为地黄会吸收土地的精华，清代卢之颐记载"故种植之地，土便憔（qiáo）苦，十年后方得转甜"，说明古人早已发现长期种植地黄的土地会累积毒素，无法连年耕作。

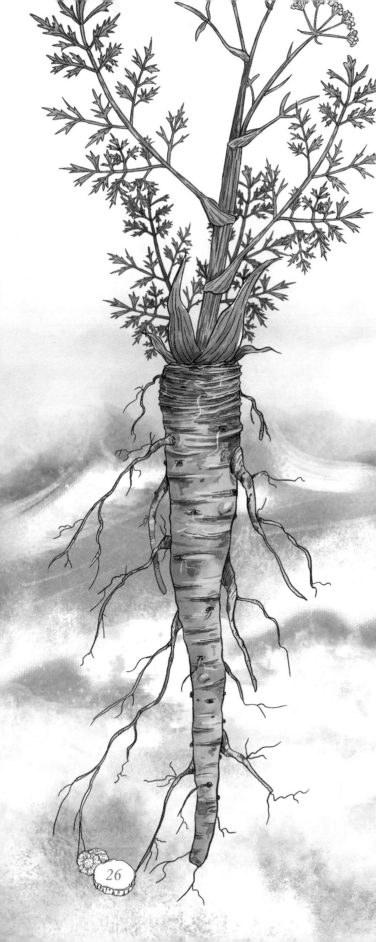

防　风

——上古神话传说与防风

防风氏是上古神话传说中防风国的首领，与大禹一起治理洪水，受冤被杀后，防风氏的血流经的地方长出一种小草，被叫作"防风"。

防风，就是抵御风邪的意思。风邪喜欢侵袭人的头面和皮肤，让人感到头疼和皮肤瘙痒，而防风不仅可以治疗感冒头疼和皮肤病，还能够祛除风湿。

防风的入药部位是根。防风根头有一圈圈的纹路，有点像蚯蚓，所以被叫作**"蚯蚓头"**，根头还有棕褐色的毛刷一样的纤维。防风还有特殊的香气。

26

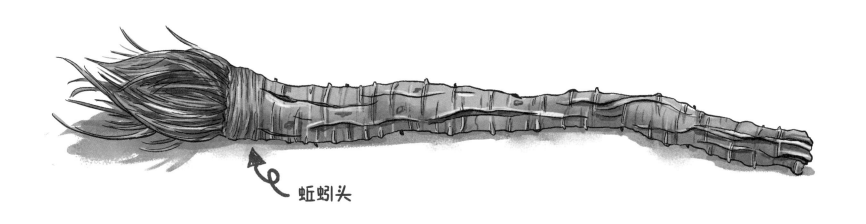

蚯蚓头

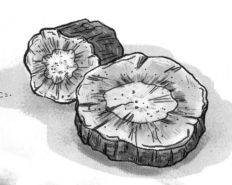

防风切片后，黄色断面上有一圈棕色的形成层环，被叫作"凤眼圈"。

防风是伞形科的植物，具有白色的伞状花序，与白芷有一些相似，但防风的植株比较矮小，只有人的小腿那么高。防风的叶片有较窄的裂片，花序也比较小巧。

防风主要生长在我国的北方地区。生长在黑龙江、吉林、内蒙古、河北等地的防风被称为"关防风"，品质最佳。

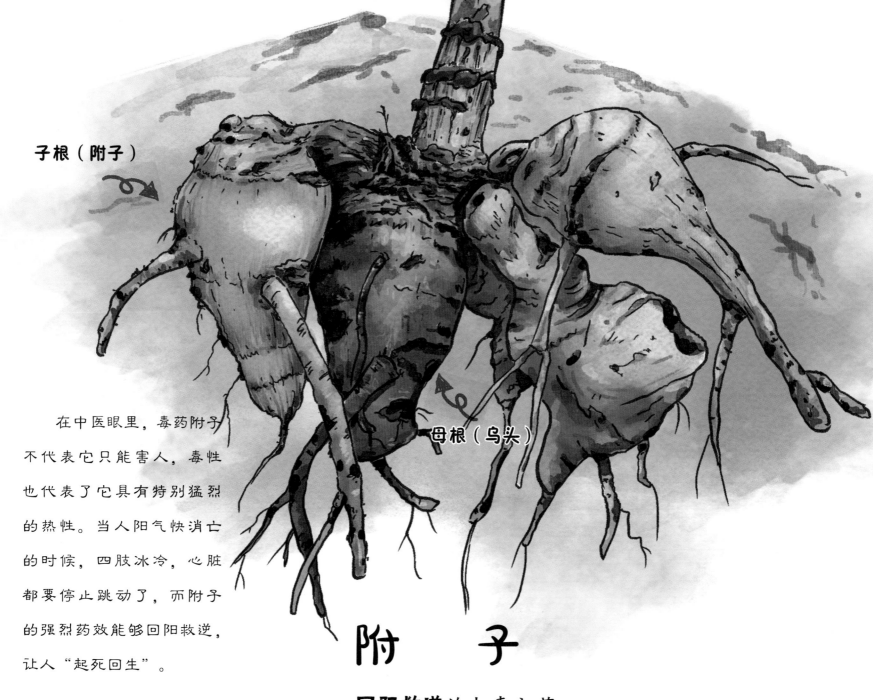

子根（附子）

母根（乌头）

在中医眼里，毒药附子不代表它只能害人，毒性也代表了它具有特别猛烈的热性。当人阳气快消亡的时候，四肢冰冷，心脏都要停止跳动了，而附子的强烈药效能够回阳救逆，让人"起死回生"。

附 子

——回阳救逆的大毒之药

附子是乌头的子根，像孩子依附母亲一样生长，因此得名。据说，在华佗给关羽刮骨疗毒的故事中，关羽所中的毒就来自乌头。乌头的"孩子"——附子的毒性也不容小觑，那么这种毒药又怎么能治病呢？

有时候"越美丽的就越危险"，毒
药附子的原植物就长得狼秀气：植株亭
亭玉立，叶片有着深浅不一的裂片和锯
齿，紫色的花朵成簇生长，梦幻又典雅。

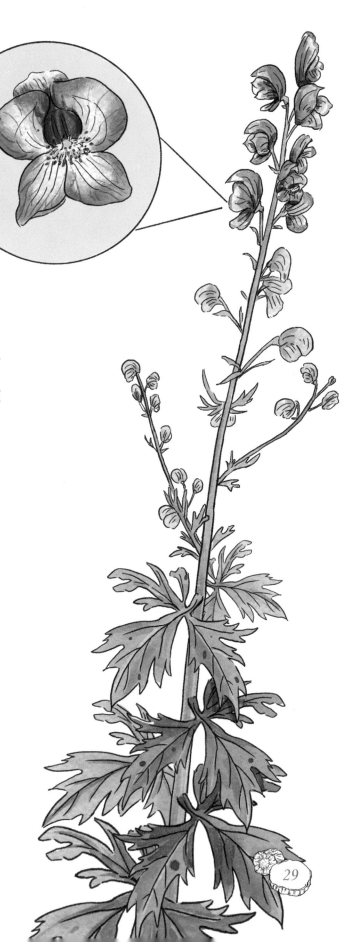

附子在夏末被挖出，与母根分离。为了降低它的毒性，
需要用胆巴（一种特殊的盐，俗称卤水）进行处理。由于
后续加工方式的差异，附子有黑顺片和白附片之分，黑顺
片补助阳气，白附片散寒止痛。

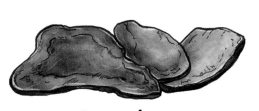

黑顺片

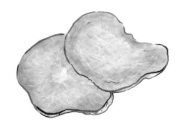

白附片

附子与狼多药（如贝母、半夏等）不能一起使用；
还要比别的药多煎煮一些时间，所以要先煎，以免
中毒。

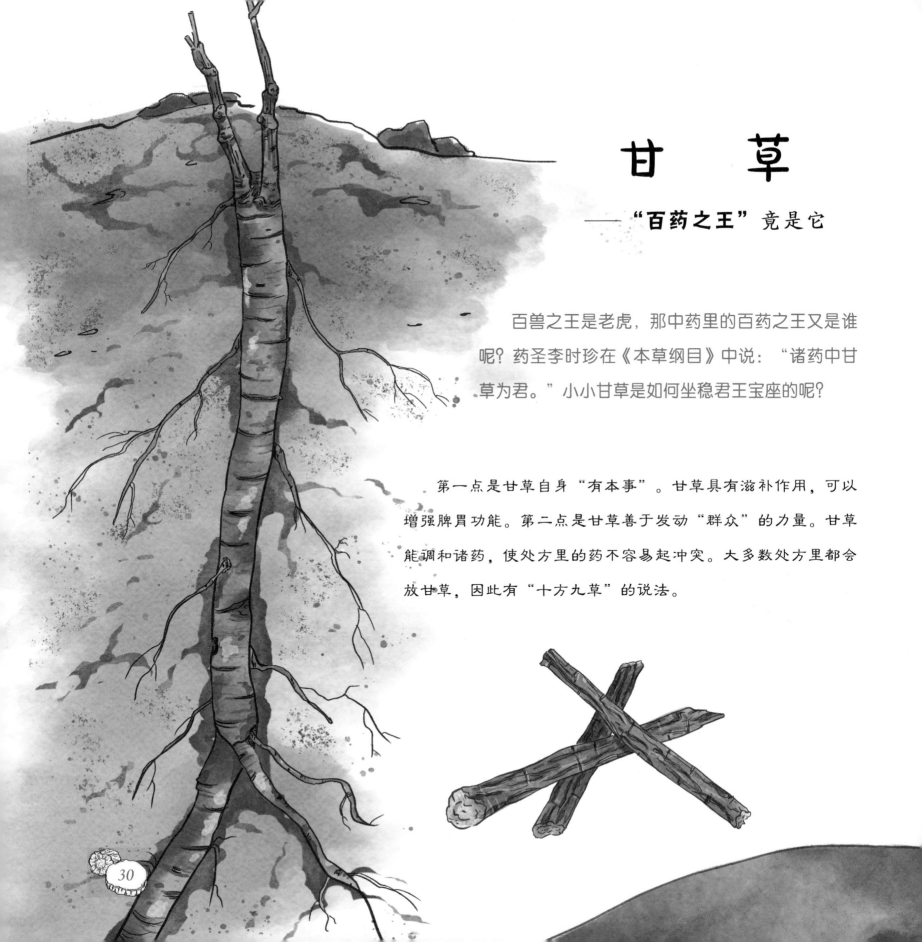

甘　草

——"百药之王"竟是它

百兽之王是老虎，那中药里的百药之王又是谁呢？药圣李时珍在《本草纲目》中说："诸药中甘草为君。"小小甘草是如何坐稳君王宝座的呢？

第一点是甘草自身"有本事"。甘草具有滋补作用，可以增强脾胃功能。第二点是甘草善于发动"群众"的力量。甘草能调和诸药，使处方里的药不容易起冲突。大多数处方里都会放甘草，因此有"十方九草"的说法。

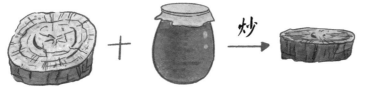

甘草　　　　　蜂蜜　　　　　炙甘草

甘草可以和蜂蜜一起炒成炙甘草。炙甘草的颜色比甘草深，补益功效也强于甘草，可以在心气不足时使用。

甘草有甜味，这可不是放了糖的缘故，而是甘草的根原本就是甜的。甘草的根可以长到1米，外皮是红棕色的，晒干后有皱纹。甘草里面是黄白色的，有的有裂隙。

甘草长不了太高，枝叶却很茂密。甘草的叶子由10多片单数的小叶组成，每片小叶顶端都是尖尖的。叶腋处会长出像杯刷一样的紫白色花序。

甜美的甘草并非生于江南水乡，而是生长在西北、东北等贫瘠的干旱沙地、河岸沙质地的土壤中。它不仅是一味常用的大宗药材，也是防风固沙的"大功臣"。

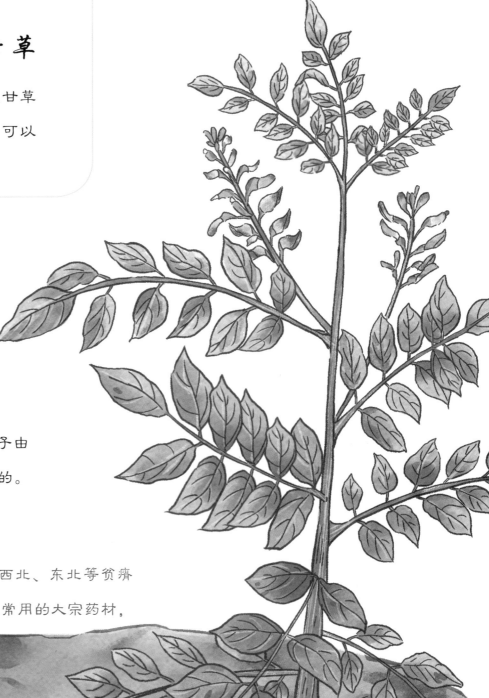

31

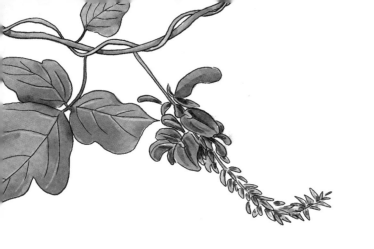
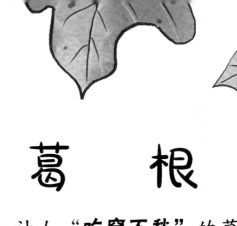

葛 根

——让人"吃穿不愁"的草药

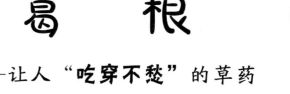

葛是山野间常见的植物，在它看似孱弱的藤蔓下藏着一个大宝贝。葛根能长到2米多长，既能够治病救人，又能够当主食吃，可谓是"万能"草药。

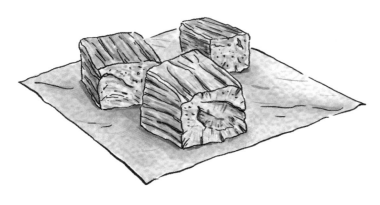

过去饥荒的时候，人们会去山里挖葛根替代粮食。葛根的原植物很好找，几乎遍及全国。它的叶片特别宽大醒目，由3片小叶组成，秋天还会开紫色的花。

葛的应用很广泛，先秦时古人采割葛藤，煮出其中的纤维纺织成衣物，还能做成葛纸、葛绳。葛花还可以解酒。

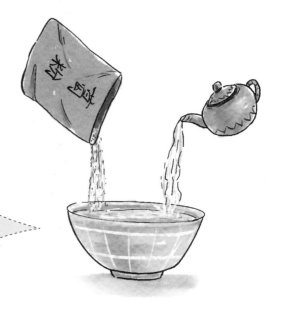

现代人从葛根中提取葛粉，用热水冲调成半透明糊状食用。它是天然的营养佳品。

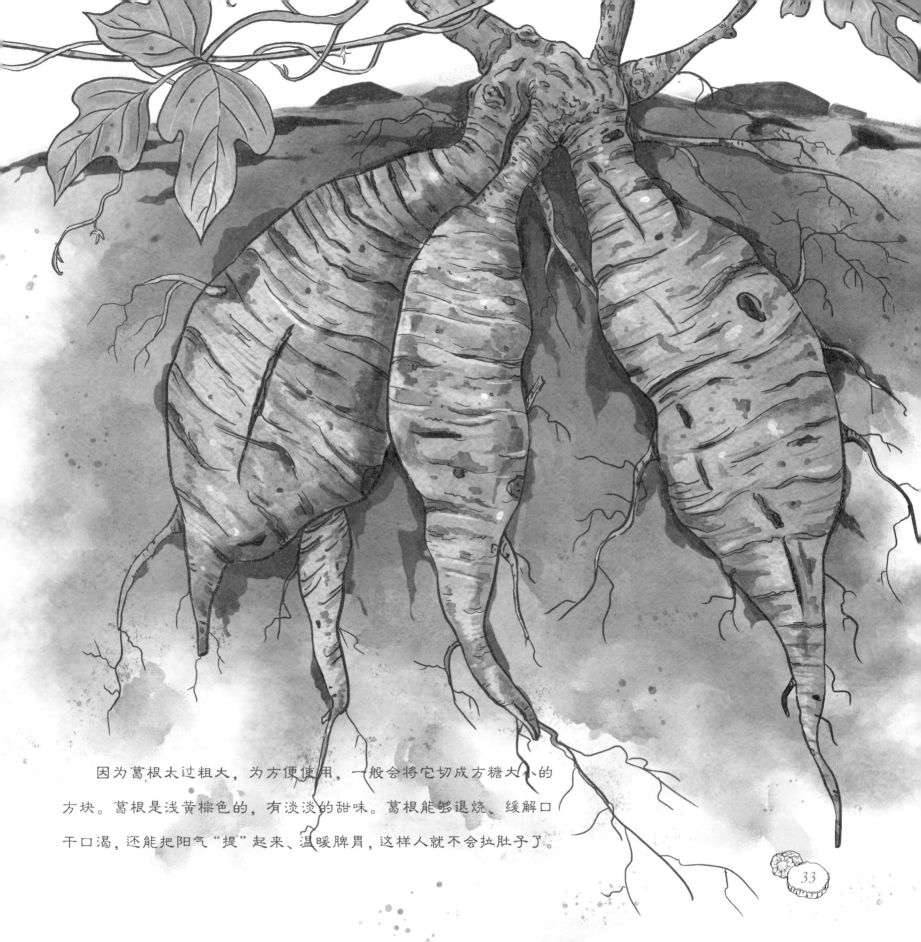

因为葛根太过粗大，为方便使用，一般会将它切成方糖大小的方块。葛根是浅黄棕色的，有淡淡的甜味。葛根能够退烧、缓解口干口渴，还能把阳气"提"起来、温暖脾胃，这样人就不会拉肚子了。

33

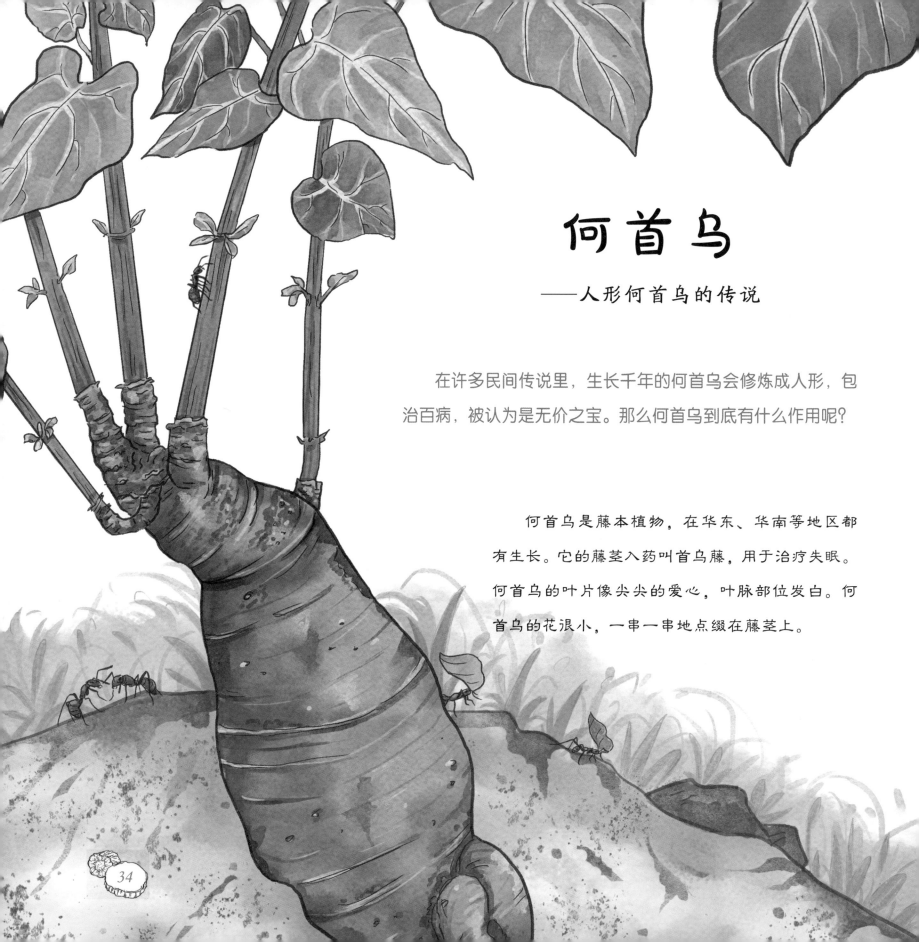

何首乌

——人形何首乌的传说

在许多民间传说里，生长千年的何首乌会修炼成人形，包治百病，被认为是无价之宝。那么何首乌到底有什么作用呢？

何首乌是藤本植物，在华东、华南等地区都有生长。它的藤茎入药叫首乌藤，用于治疗失眠。何首乌的叶片像尖尖的爱心，叶脉部位发白。何首乌的花很小，一串一串地点缀在藤茎上。

34

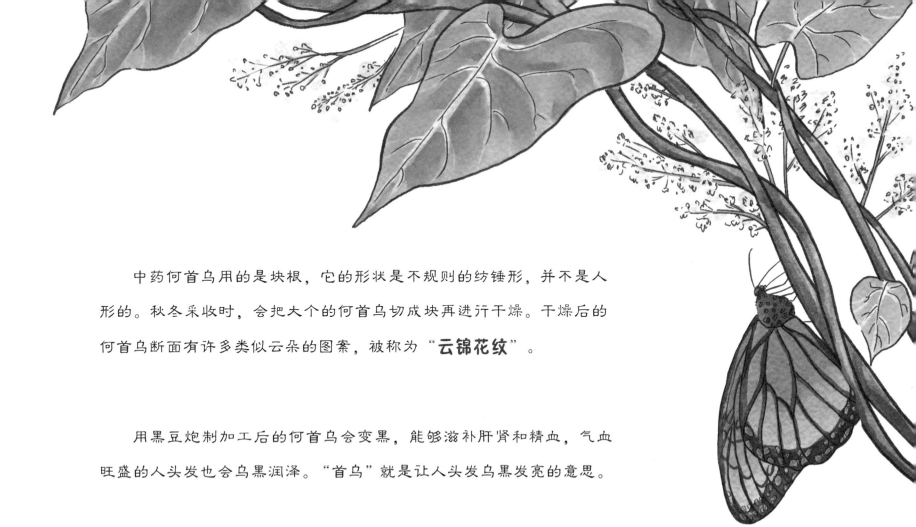

中药何首乌用的是块根，它的形状是不规则的纺锤形，并不是人形的。秋冬采收时，会把大个的何首乌切成块再进行干燥。干燥后的何首乌断面有许多类似云朵的图案，被称为"**云锦花纹**"。

用黑豆炮制加工后的何首乌会变黑，能够滋补肝肾和精血，气血旺盛的人头发也会乌黑润泽。"首乌"就是让人头发乌黑发亮的意思。

何首乌不仅可以治疗伤口化脓，还能润肠通便。

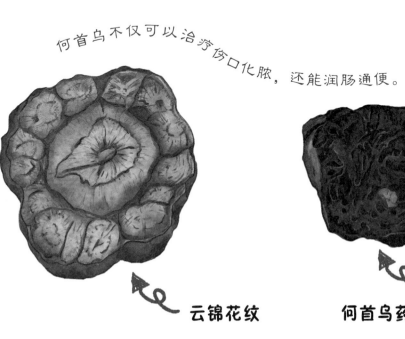

云锦花纹

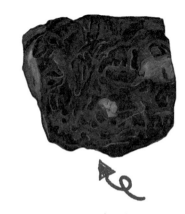

何首乌药材外表皮

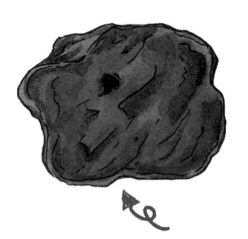

黑豆炮制后的何首乌横切面

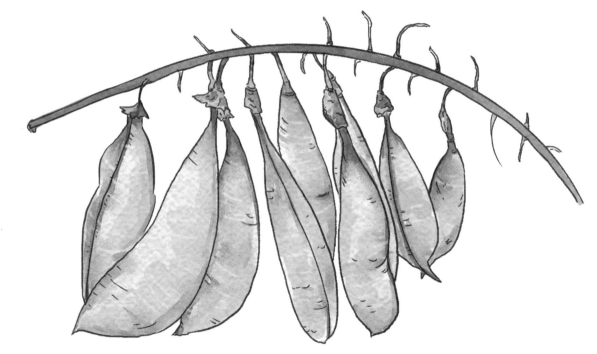

黄芪生长在我国北方地区，喜欢向阳的坡地。黄芪在古时候又写作"黄耆"，"耆"是老人的代称，据说这个名字是为了纪念一位因救人而牺牲的老医生。

黄 芪

——"金井玉栏"赛人参

黄芪被称为"补气之王"。黄芪能够让人有胃口、有力气，还能增强人体抵抗力，所以又叫"赛人参"。久病和虚弱的人适合用黄芪调养。北宋文学家苏轼在大病初愈后，就是喝黄芪粥补养身体的。

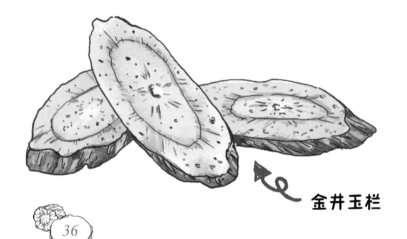

金井玉栏

"金井玉栏"听起来像是华丽的建筑，实际上是形容中药断面外圈白色、内圈黄色的特征。黄芪就是具有"金井玉栏"的代表中药，它的表皮也是黄色的。黄芪尝起来有点甜，还有股类似豆子的气味。

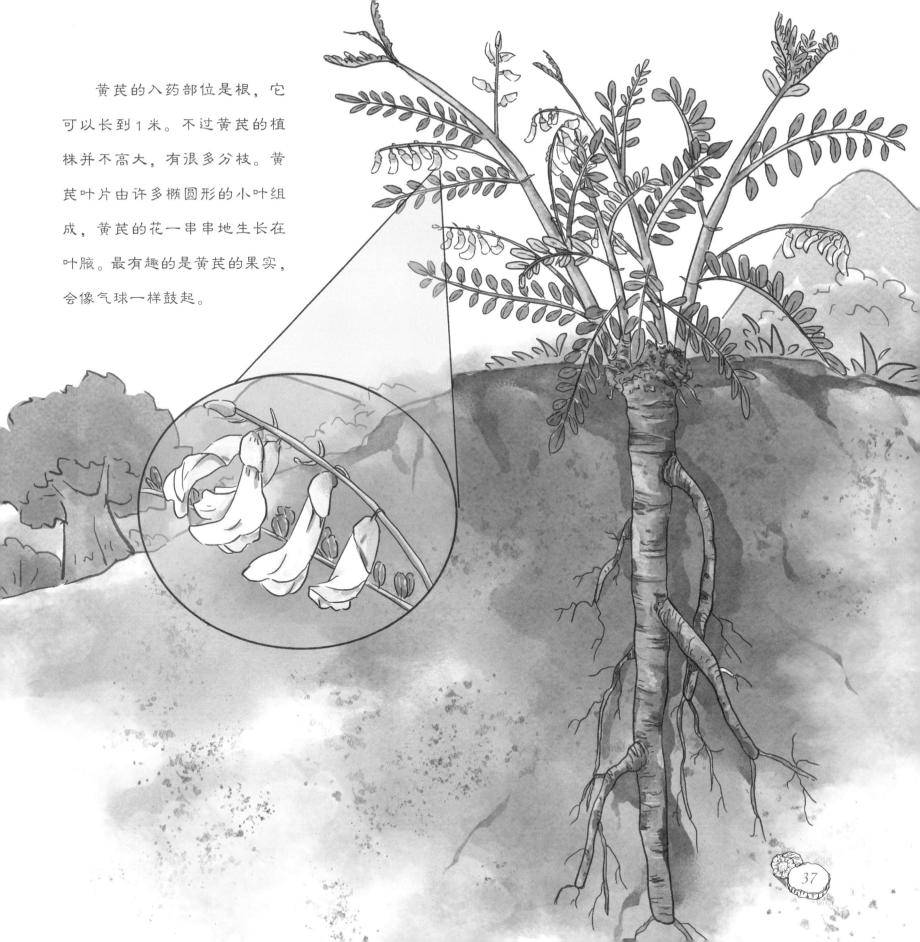

黄芪的入药部位是根，它可以长到1米。不过黄芪的植株并不高大，有很多分枝。黄芪叶片由许多椭圆形的小叶组成，黄芪的花一串串地生长在叶腋。最有趣的是黄芪的果实，会像气球一样鼓起。

龙　胆

——让苦胆变"甜"的小妙招

越王勾践卧薪尝胆的故事告诉我们要有毅力和恒心，也说明了苦胆真的很苦。但唐朝词人李珣却说吃了龙胆以后，再吃苦胆就像饴糖一样甘甜。龙胆可不能化苦为甜，而是因为它真的太苦了！

龙胆的苦让它在发挥清热泻火功效时所向披靡。无论是因湿热导致的黄疸，还是浑身瘙痒，又或是抽筋抽搐，都可以用龙胆进行治疗。

龙胆根会被切成小段使用，其断面有很明显的黄白色木心。

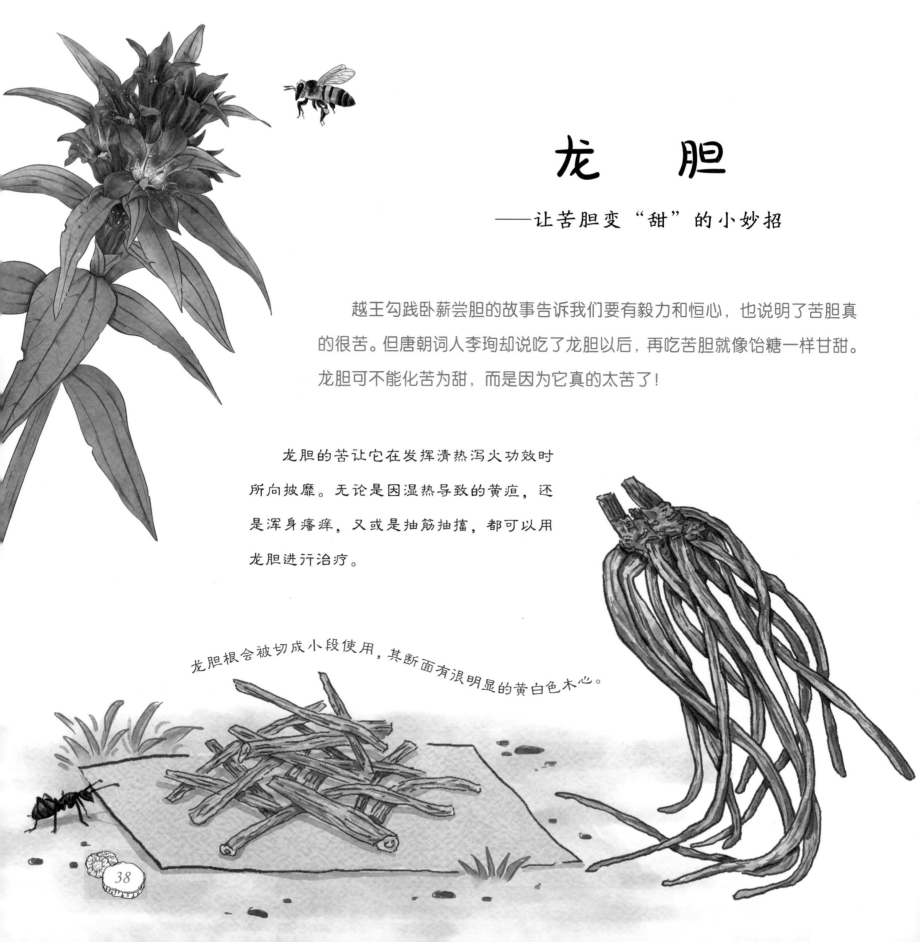

38

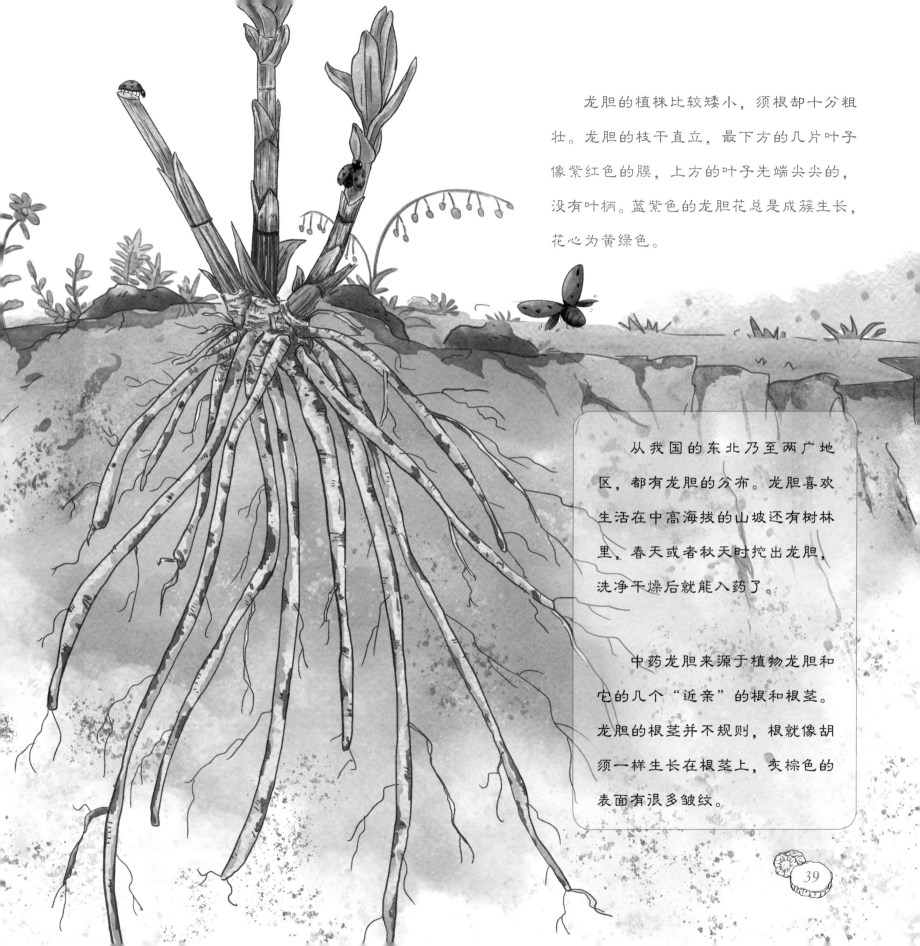

龙胆的植株比较矮小，须根却十分粗壮。龙胆的枝干直立，最下方的几片叶子像紫红色的膜，上方的叶子先端尖尖的，没有叶柄。蓝紫色的龙胆花总是成簇生长，花心为黄绿色。

从我国的东北乃至两广地区，都有龙胆的分布。龙胆喜欢生活在中高海拔的山坡还有树林里，春天或者秋天时挖出龙胆，洗净干燥后就能入药了。

中药龙胆来源于植物龙胆和它的几个"近亲"的根和根茎。龙胆的根茎并不规则，根就像胡须一样生长在根茎上，灰棕色的表面有很多皱纹。

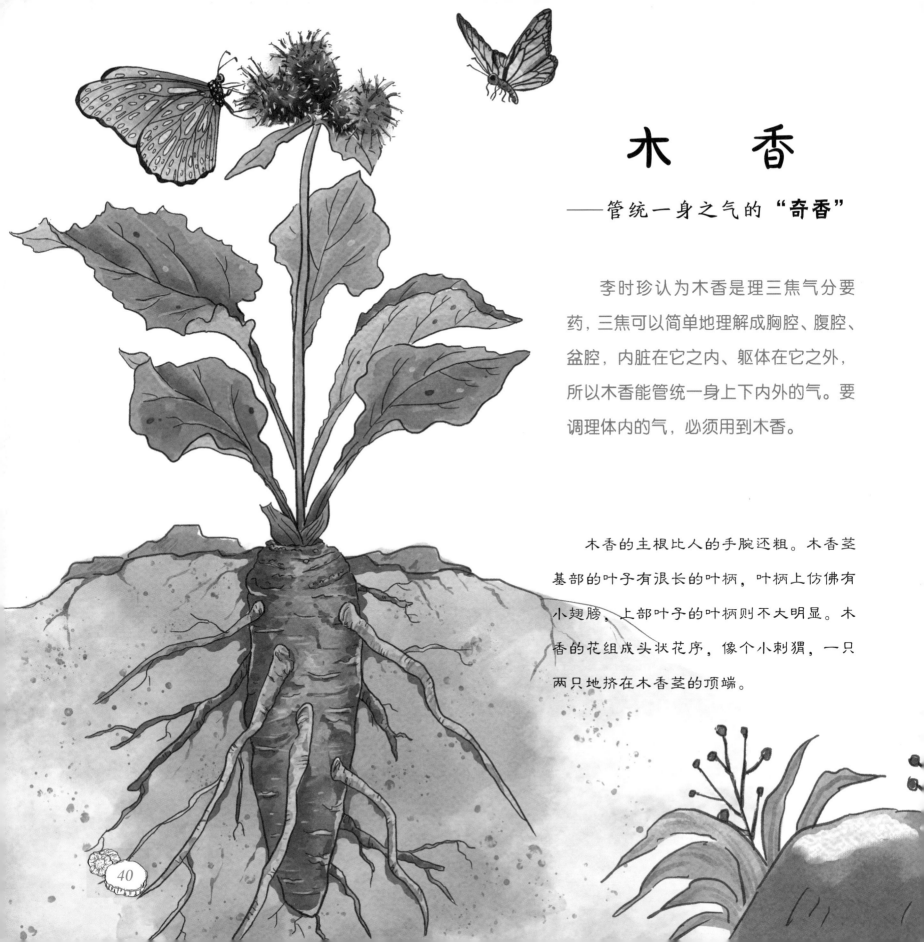

木　香

——管统一身之气的"奇香"

李时珍认为木香是理三焦气分要药，三焦可以简单地理解成胸腔、腹腔、盆腔，内脏在它之内、躯体在它之外，所以木香能管统一身上下内外的气。要调理体内的气，必须用到木香。

木香的主根比人的手腕还粗。木香茎基部的叶子有很长的叶柄，叶柄上仿佛有小翅膀，上部叶子的叶柄则不大明显。木香的花组成头状花序，像个小刺猬，一只两只地挤在木香茎的顶端。

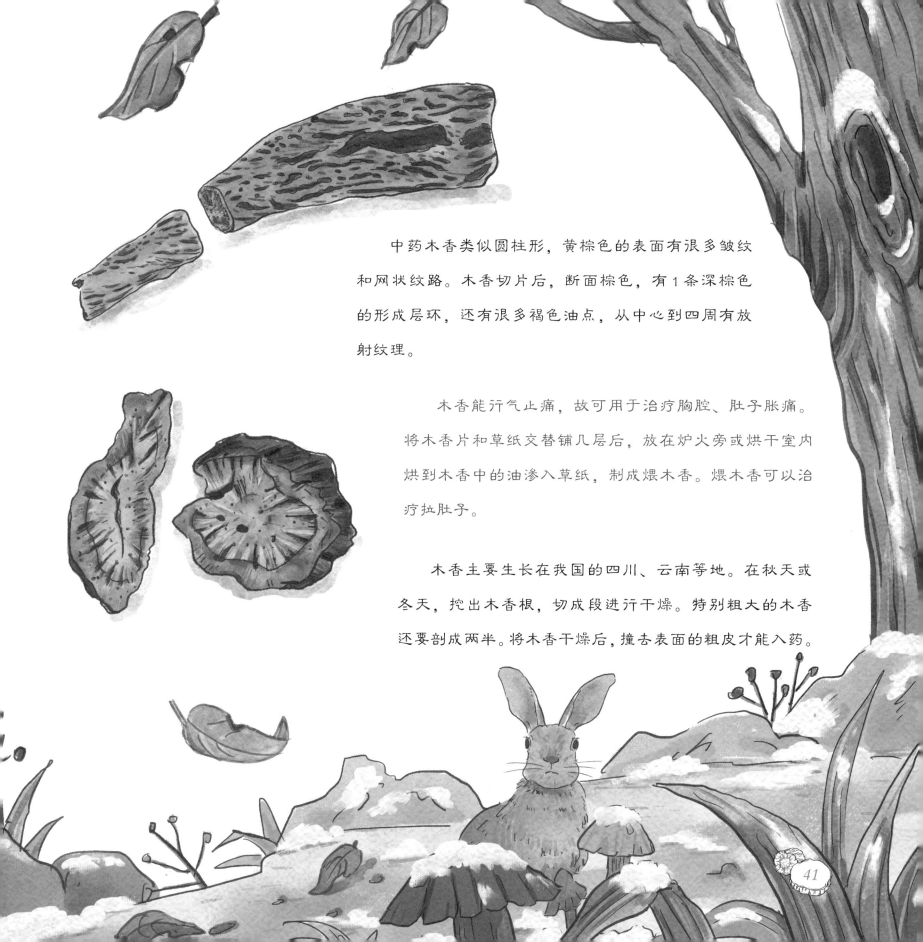

中药木香类似圆柱形，黄棕色的表面有很多皱纹和网状纹路。木香切片后，断面棕色，有1条深棕色的形成层环，还有很多褐色油点，从中心到四周有放射纹理。

木香能行气止痛，故可用于治疗胸腔、肚子胀痛。将木香片和草纸交替铺几层后，放在炉火旁或烘干室内烘到木香中的油渗入草纸，制成煨木香。煨木香可以治疗拉肚子。

木香主要生长在我国的四川、云南等地。在秋天或冬天，挖出木香根，切成段进行干燥。特别粗大的木香还要剖成两半。将木香干燥后，撞去表面的粗皮才能入药。

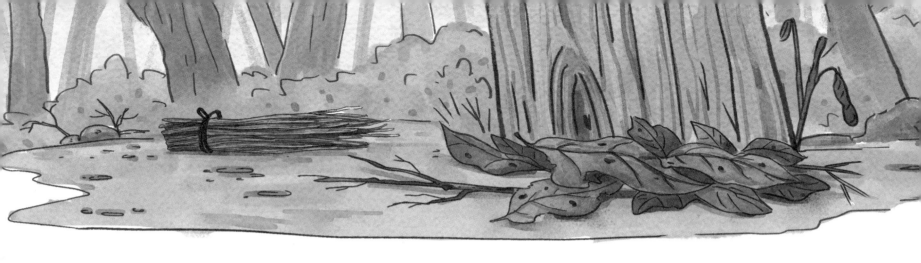

牛　膝

——带领药物"**往下跑**"的牛膝

牛膝能够引诸药下行，就像一位向导，将药物的作用引导到身体的下部，治疗腰膝酸痛、筋骨无力。牛膝还能够引血下行，止住口鼻、肠胃出血。

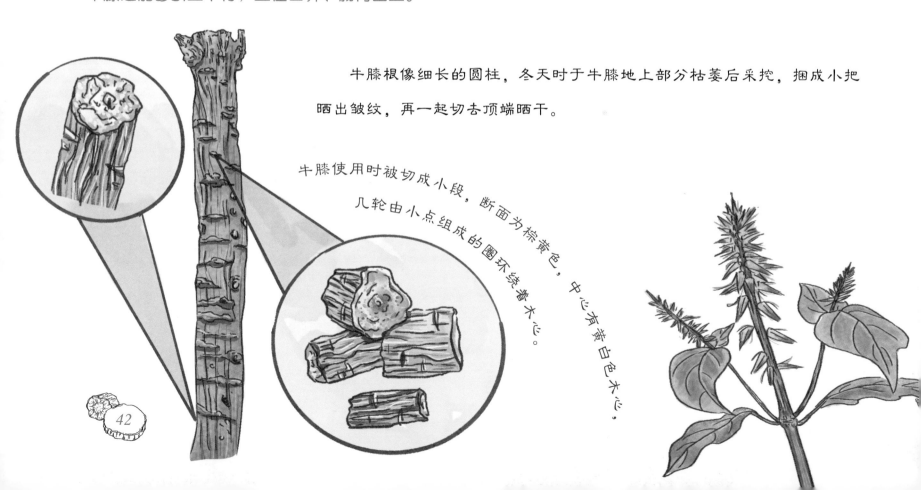

牛膝根像细长的圆柱，冬天时于牛膝地上部分枯萎后采挖，捆成小把晒出皱纹，再一起切去顶端晒干。

牛膝使用时被切成小段，断面为棕黄色，中心有黄白色木心，几轮由小点组成的圈环绕着木心。

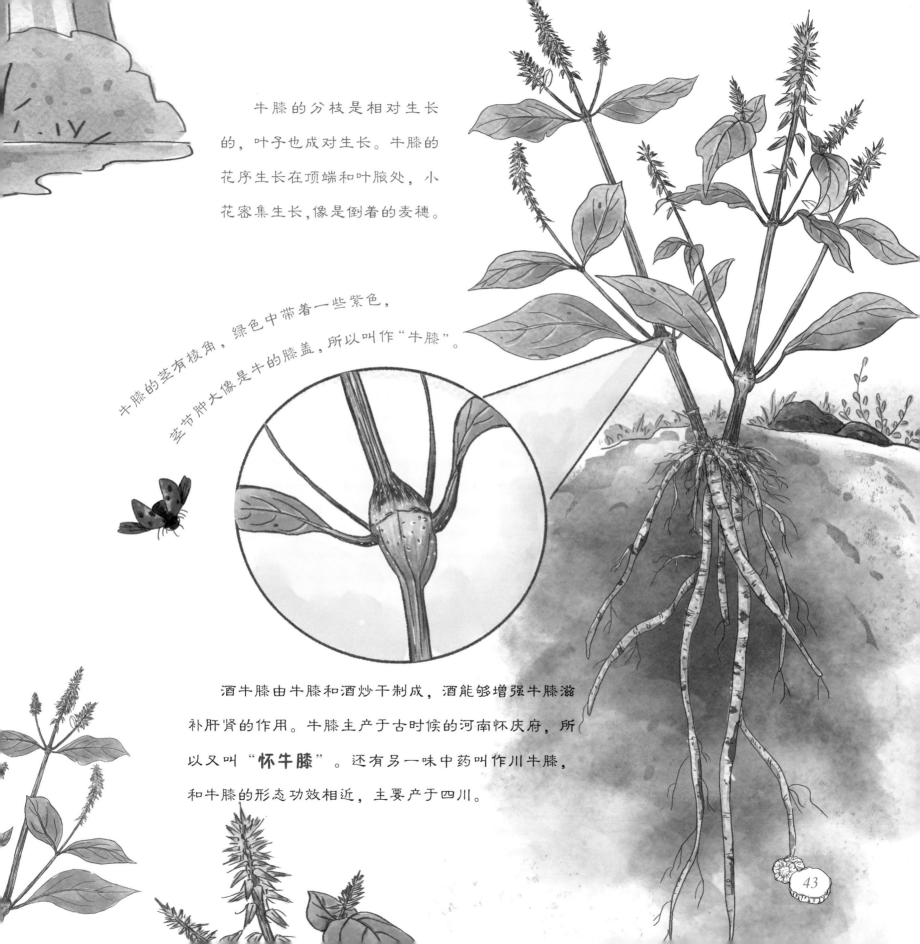

牛膝的分枝是相对生长的，叶子也成对生长。牛膝的花序生长在顶端和叶腋处，小花密集生长，像是倒着的麦穗。

牛膝的茎有棱角，绿色中带着一些紫色，茎节肿大像是牛的膝盖，所以叫作"牛膝"。

酒牛膝由牛膝和酒炒干制成，酒能够增强牛膝滋补肝肾的作用。牛膝主产于古时候的河南怀庆府，所以又叫"**怀牛膝**"。还有另一味中药叫作川牛膝，和牛膝的形态功效相近，主要产于四川。

人 参

——**地精**神草，拔腿就跑

　　"地精"和"神草"都是人参的别称。传说中，如果有人要把人参挖走吃掉，它就会化作人形逃跑，所以必须用红绳拴住人参。

　　人参能够大补元气，对脾和肺都有补益作用，因此身体虚弱、总觉得喘不过气的人适合使用人参。人参在秋季采挖后，通过蒸煮，会变成红色透明的红参。红参更擅长改善人们四肢发冷的症状。

　　人参横断面接近圆形，浅黄白色的切面有棕黄色的形成层环，外圈有黄棕色的点和小裂隙。

　　人参在发芽第 1 年只有 1 片由 3 枚小叶组成的叶，叶的数量和形态会随着年限变化。通常人参有 3~5 片像手掌的叶子，边缘有锯齿。人参的花茎只有 1 枝，顶端黄绿色的小花组成球状，结出的果实红艳艳的。

44

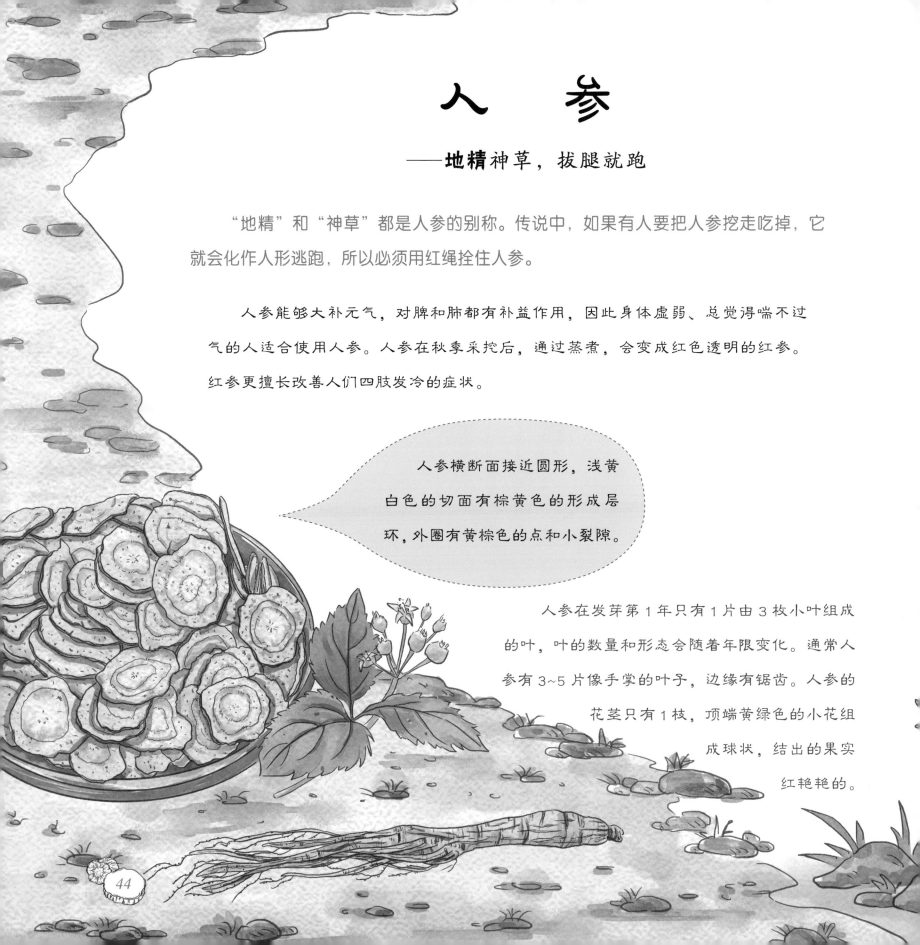

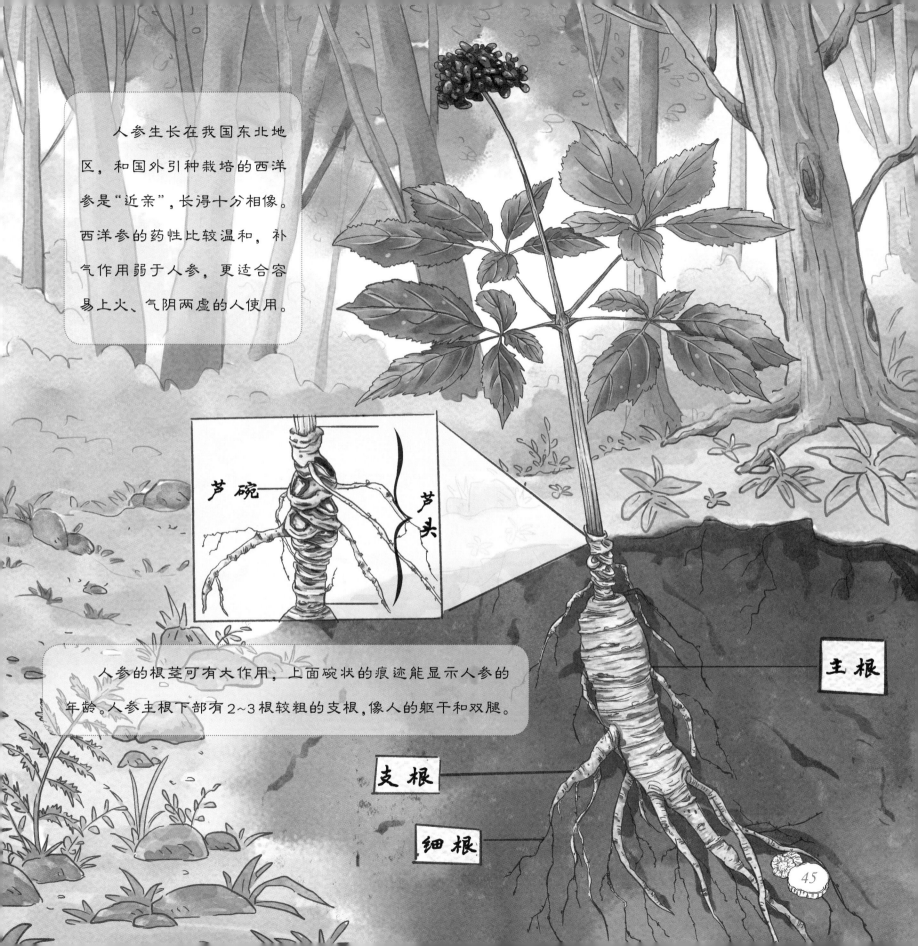

人参生长在我国东北地区，和国外引种栽培的西洋参是"近亲"，长得十分相像。西洋参的药性比较温和，补气作用弱于人参，更适合容易上火、气阴两虚的人使用。

芦碗

芦头

人参的根茎可有大作用，上面碗状的痕迹能显示人参的年龄。人参主根下部有2~3根较粗的支根，像人的躯干和双腿。

主根

支根

细根

45

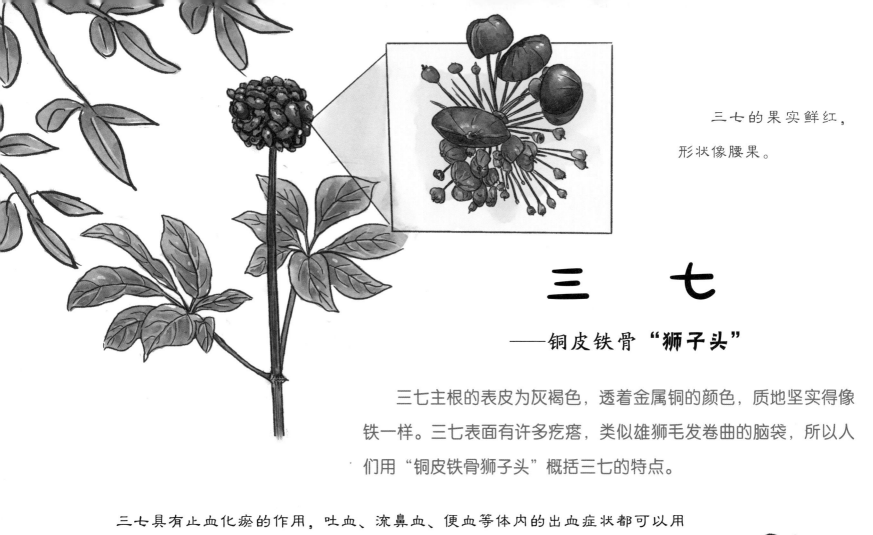

三七的果实鲜红，
形状像腰果。

三 七

——铜皮铁骨"狮子头"

三七主根的表皮为灰褐色，透着金属铜的颜色，质地坚实得像铁一样。三七表面有许多疙瘩，类似雄狮毛发卷曲的脑袋，所以人们用"铜皮铁骨狮子头"概括三七的特点。

三七具有止血化瘀的作用，吐血、流鼻血、便血等体内的出血症状都可以用三七治疗。治疗外伤出血和跌打肿痛也是三七的强项。为了更好地发挥功效，三七通常被碾成细粉使用。

在秋天三七开花之前，就要将它的根和根茎挖出干燥。人们将三七的根茎和支根与主根分开使用，条块状的根茎被叫作**"剪口"**，细长的支根被叫作**"筋条"**。

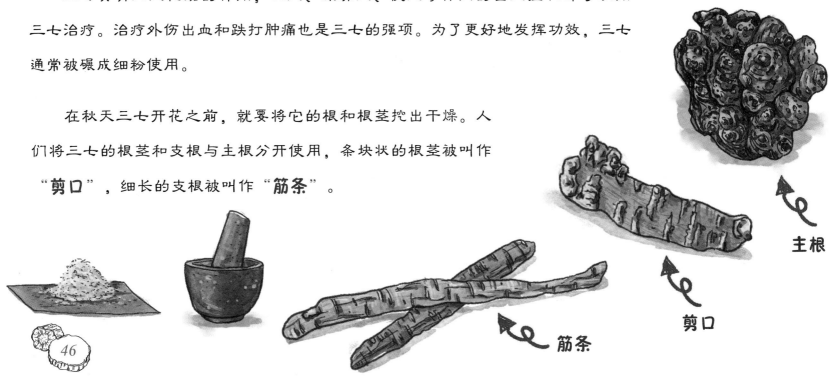

主根

剪口

筋条

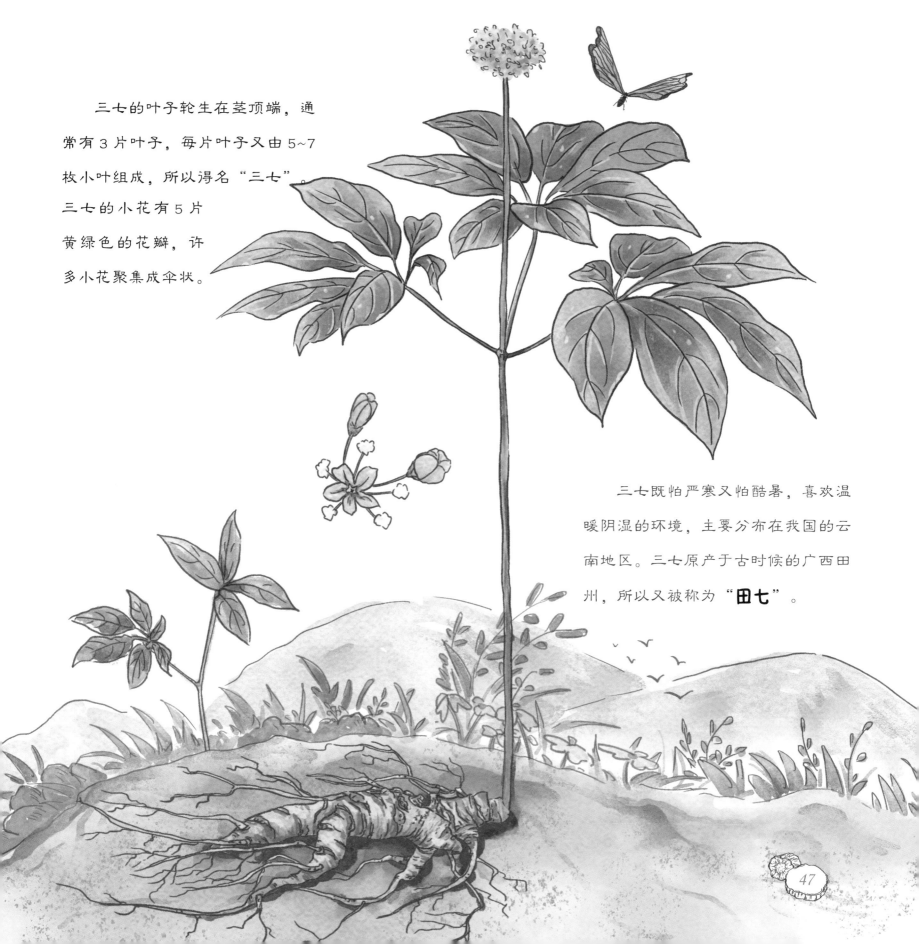

三七的叶子轮生在茎顶端，通常有 3 片叶子，每片叶子又由 5~7 枚小叶组成，所以得名"三七"。三七的小花有 5 片黄绿色的花瓣，许多小花聚集成伞状。

三七既怕严寒又怕酷暑，喜欢温暖阴湿的环境，主要分布在我国的云南地区。三七原产于古时候的广西田州，所以又被称为"**田七**"。

47

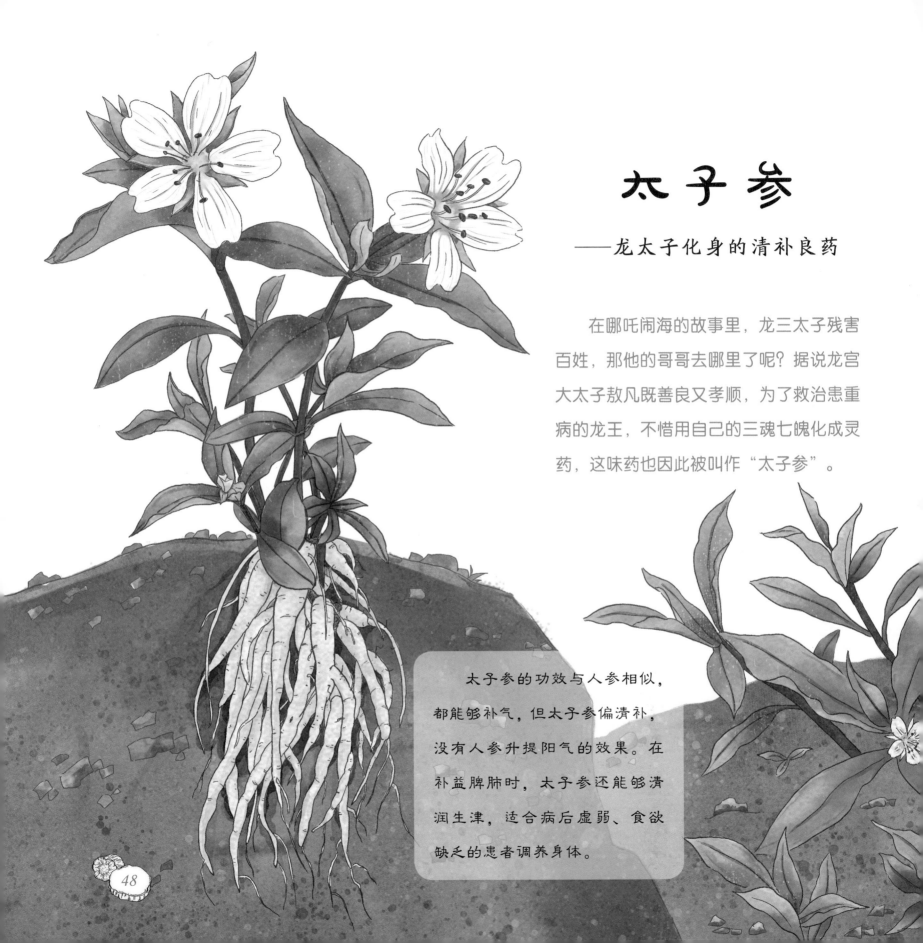

太子参

——龙太子化身的清补良药

在哪吒闹海的故事里，龙三太子残害百姓，那他的哥哥去哪里了呢？据说龙宫大太子敖凡既善良又孝顺，为了救治患重病的龙王，不惜用自己的三魂七魄化成灵药，这味药也因此被叫作"太子参"。

太子参的功效与人参相似，都能够补气，但太子参偏清补，没有人参升提阳气的效果。在补益脾肺时，太子参还能够清润生津，适合病后虚弱、食欲缺乏的患者调养身体。

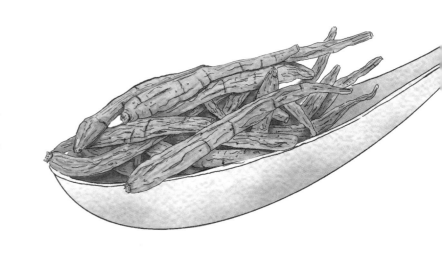

太子参的长相很可爱，是肉嘟嘟的条状，像小朋友的手指。它的外皮是灰黄色的，比较光滑，有一些细小的皱纹和根痕。太子参质地很脆，断面为黄白色，带有透明的感觉，尝起来有点甜。

太子参喜欢生长在山谷阴湿处，等到夏季，孩儿参的茎叶就开始枯萎，此时挖出块根晒干，或者用开水烫过后晒干，就是中药太子参。

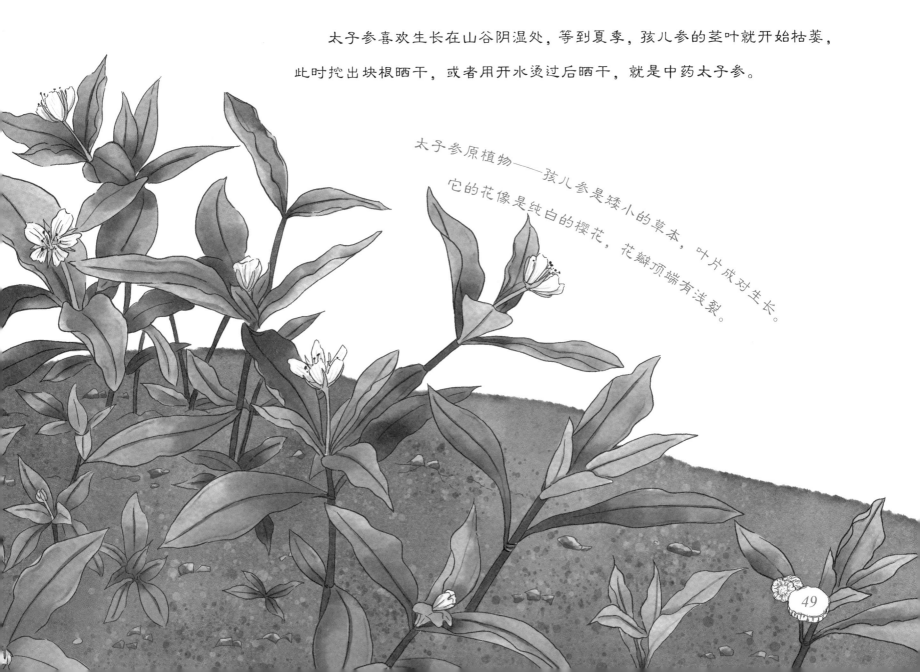

太子参原植物——孩儿参是矮小的草本，叶片成对生长。它的花像是纯白的樱花，花瓣顶端有浅裂。

49

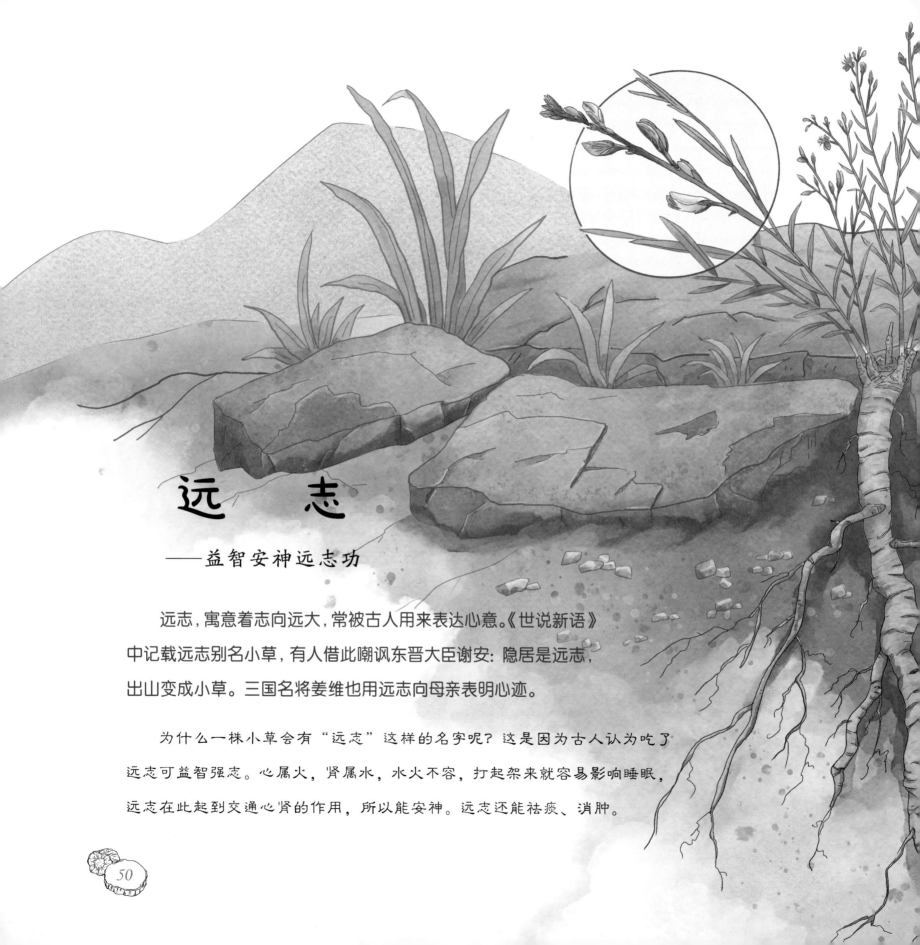

远　志

——益智安神远志功

　　远志，寓意着志向远大，常被古人用来表达心意。《世说新语》
中记载远志别名小草，有人借此嘲讽东晋大臣谢安：隐居是远志，
出山变成小草。三国名将姜维也用远志向母亲表明心迹。

　　为什么一株小草会有"远志"这样的名字呢？这是因为古人认为吃了
远志可益智强志。心属火，肾属水，水火不容，打起架来就容易影响睡眠，
远志在此起到交通心肾的作用，所以能安神。远志还能祛痰、消肿。

50

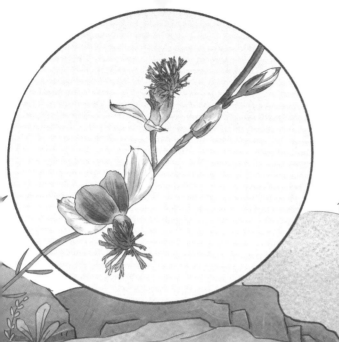

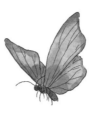

远志的花是梦幻的紫色，2片花瓣像蝴蝶的翅膀，还有1片是流苏的样子。

远志植株只有我们的小腿那么高，一丛一丛地生长，细长的叶片随风摇曳。

远志一般生长在东北、华北、西北和华中地区，在春季和秋季采挖远志，把根晒干入药。远志呈现有些弯曲的圆柱状，表面为灰黄色，尝起来会刺激喉咙。有的远志在处理时会被抽去木心，它们看起来就像吸管一样，是空心的。

远志的根很粗壮，能长到几十厘米。

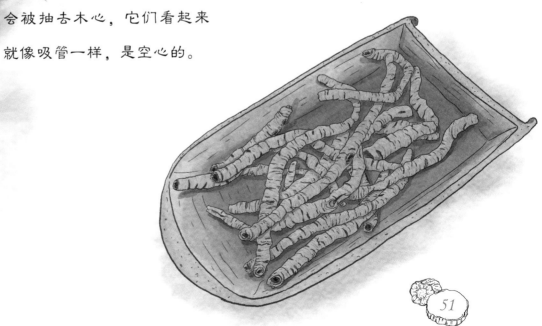

51

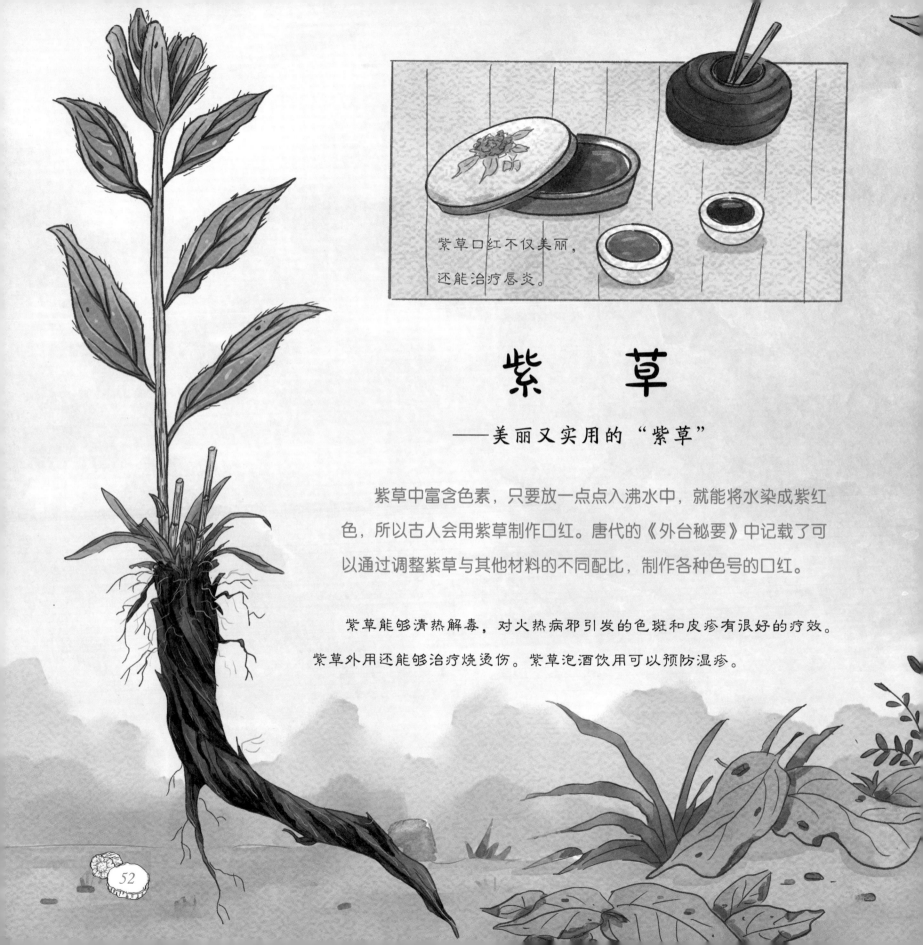

紫草口红不仅美丽，
还能治疗唇炎。

紫 草

——美丽又实用的"紫草"

紫草中富含色素，只要放一点点入沸水中，就能将水染成紫红色，所以古人会用紫草制作口红。唐代的《外台秘要》中记载了可以通过调整紫草与其他材料的不同配比，制作各种色号的口红。

紫草能够清热解毒，对火热病邪引发的色斑和皮疹有很好的疗效。紫草外用还能够治疗烧烫伤。紫草泡酒饮用可以预防湿疹。

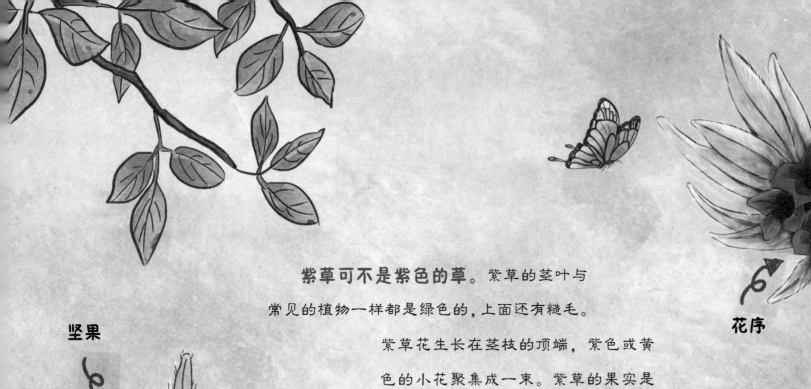

紫草可不是紫色的草。紫草的茎叶与常见的植物一样都是绿色的，上面还有糙毛。

花序

紫草花生长在茎枝的顶端，紫色或黄色的小花聚集成一束。紫草的果实是黑褐色或黄褐色的小坚果。

坚果

紫草主要分布在我国的北方地区，是古代珍贵的紫色染料，但由于染色工序复杂，提取的染料也比较少，所以现在很少用紫草染衣服。

紫草药用的部位是它的根，一般在春天和秋天采挖。紫草的形状并不规则，比较扭曲，外层有十几层为深紫色，像纸片一样容易剥落，内部是黄白色的木心。

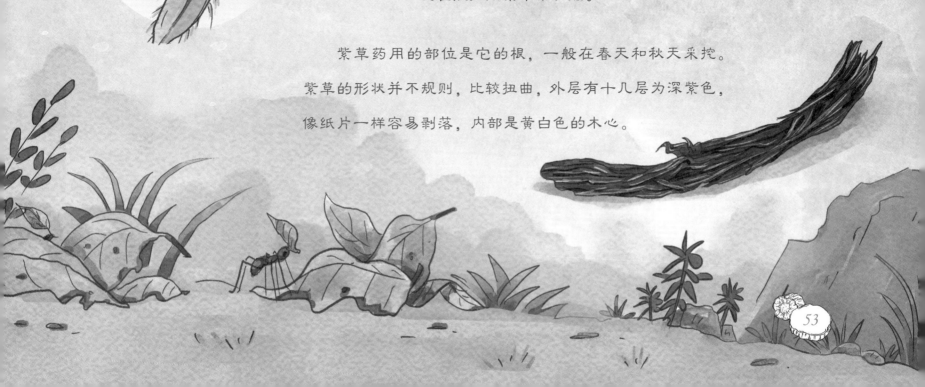

53

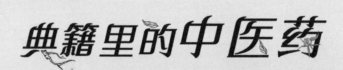

典籍里的中医药

中国古代的文学艺术光辉灿烂，中医药学历史悠久，深受中国古典文学熏染。在浩瀚书海中，关于中医药的书籍多达上万种，凝聚着千百年来医药学者的智慧和中国古代文学艺术的神韵。

《黄帝内经》

《黄帝内经》是我国现存最早、最完备的医学巨著，凝聚了中华民族的医学与健康智慧。《黄帝内经》分为《灵枢》和《素问》2部分，其中很多内容以问答的形式展开。《黄帝内经》是公认的中医学奠基之作，被称为"医之始祖"。

《神农本草经》

《神农本草经》是我国最早的中药学著作，收录了365种药物，刚好与一年365天相对应。《神农本草经》根据药性和使用目的，将药物分成上、中、下三品，这是我国药物学的最早分类法。《神农本草经》提出的"七情和合"用药和"君臣佐使"方剂理论，一直被后世沿用。

《难经》

《难经》原名《黄帝八十一难经》，相传作者是春秋战国时期的名医扁鹊。《难经》全篇都以假设问答、解释疑难的体例编写，探讨和论述了中医关于脉诊、经络、脏腑、阴阳等理论问题，对中医理论发展有着深远影响。

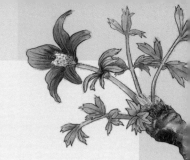

《伤寒杂病论》

　　《伤寒杂病论》由东汉末年医圣张仲景所著,主要论述伤寒、瘟疫这类外感疾病,还有内科杂病。《伤寒杂病论》集秦汉以来医药理论之大成,创造性地提出"六经分类"的治疗原则,奠定了理、法、方、药的理论基础,是我国第一部临床治疗学巨著。

《肘后备急方》

　　东晋时期葛洪所著的《肘后备急方》,是中国第一部临床急救手册。当时人们的衣服口袋缝在衣袖里,靠近手肘的位置,而这本书简便实用,可以放在肘后口袋里应急使用。屠呦呦发现青蒿素就是受《肘后备急方》的启发。

《千金方》

　　《千金方》是唐代"药王"孙思邈所作的综合性临床医著,被誉为"中国最早的临床百科全书"。《千金方》是《备急千金要方》和《千金翼方》的合称,总结了唐代以前的诊治经验。书中第一篇为《大医精诚》,既是对医家的道德要求,也是中医伦理学的基础。

《本草纲目》

　　《本草纲目》是明代李时珍历经27年撰写的本草著作,其中收载了1892种药物。《本草纲目》中不仅有植物药,还有动物药和矿物药,涉及了农学、物理学、化学等多个学科的知识,被达尔文称为"古代中国百科全书"。

　　我们国家还有现存最早的医方著作《五十二病方》、世界上第一部国家药典《新修本草》、第一部由官方主持编撰的成药标准《太平惠民和剂局方》等影响深远的中医药典籍。

亲爱的读者朋友们

至此我们已经大略知道了很多药用植物的根和根茎

但是在大千世界中，真实的中药是什么样子的呢？

请在下列图中选出"铜皮铁骨"和"金井玉栏"所指的2味中药

看看你是否真正走入了中药的神奇世界

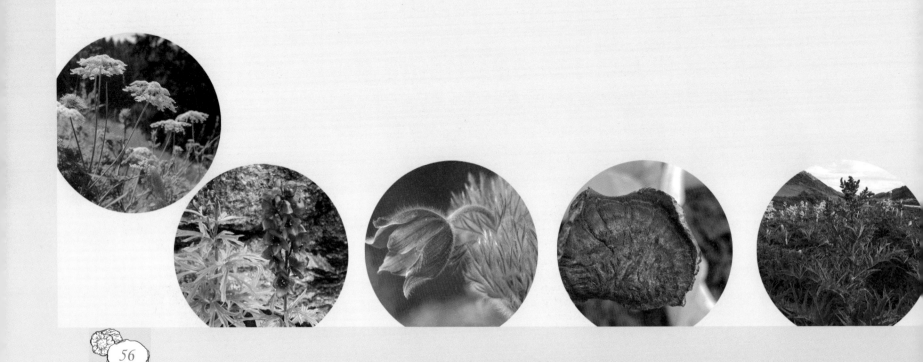

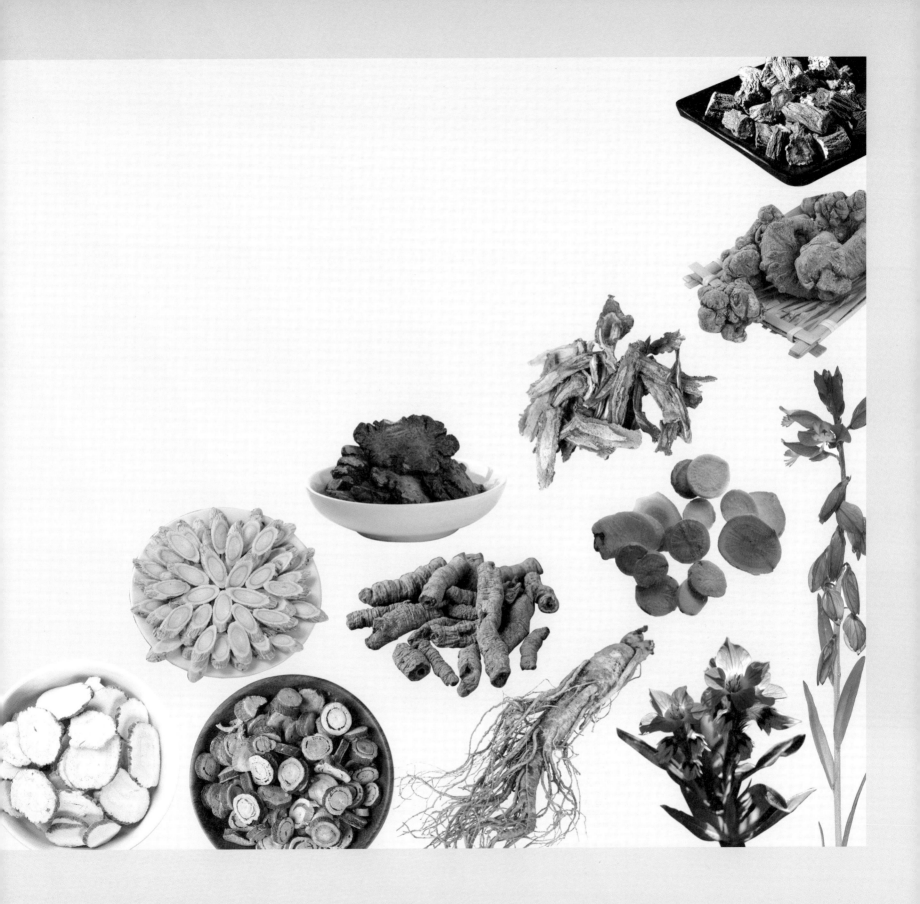

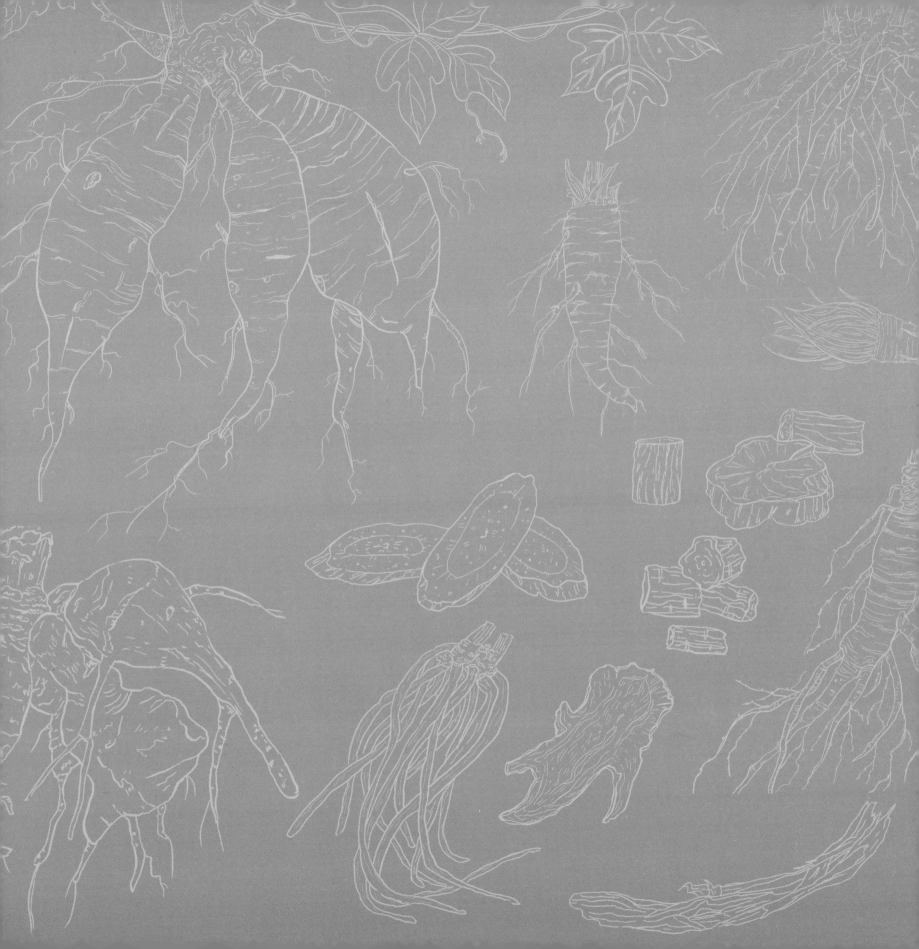